冠状动脉支架进展

主　编　崔连群

副主编　赵传艳　孙海慧　崔玉奇　盖玉生

编　者　（以姓氏汉语拼音为序）

毕朝晖	陈　永	陈良华	陈士巧
盖玉生	宫先卫	郭拥军	胡　科
金　琳	孔庆赞	李　锋	刘　航
刘　伟	刘继东	刘继英	刘其伟
孟　猛	孟令东	潘志祥	时锦铮
孙永乐	孙媛媛	唐元升	王　建
王　勇	魏　芳	吴晓燕	吴玉丽
许法运	杨　乐	查艳萍	朱仁娟

Misbahul Ferdous

人民卫生出版社

图书在版编目（CIP）数据

冠状动脉支架进展 / 崔连群主编 .—北京：人民卫生
出版社，2016
 ISBN 978-7-117-22173-3

Ⅰ.①冠…　Ⅱ.①崔…　Ⅲ.①冠状血管 - 动脉疾病 -
介入性治疗　Ⅳ.①R543.305

中国版本图书馆 CIP 数据核字（2016）第 036037 号

人卫社官网　**www.pmph.com**	出版物查询，在线购书
人卫医学网　**www.ipmph.com**	医学考试辅导，医学数据库服务，医学教育资源，大众健康资讯

冠状动脉支架进展

主　　编：崔连群
出版发行：人民卫生出版社（中继线 010-59780011）
地　　址：北京市朝阳区潘家园南里 19 号
邮　　编：100021
E - mail：pmph @ pmph.com
购书热线：010-59787592　010-59787584　010-65264830
印　　刷：三河市宏达印刷有限公司
经　　销：新华书店
开　　本：850×1168　1/32　印张：10.5
字　　数：272 千字
版　　次：2016 年 5 月第 1 版　2016 年 5 月第 1 版第 1 次印刷
标准书号：ISBN 978-7-117-22173-3/R·22174
定　　价：48.00 元

主编简介

崔连群,医学博士,主任医师,山东省立医院心血管中心主任,心内科主任,山东大学医学院教授(二级教授),博士研究生导师。美国克利夫兰国际心血管病中心客座教授,中华医学会介入心血管病专业委员会主席团成员,黄河国际心血管病学会主席(10届),山东省医疗卫生重点学科心血管病介入治

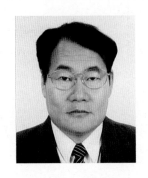

疗研究中心学术带头人和学科负责人,山东省专业技术拔尖人才,山东省卫生厅专业技术拔尖人才,全国卫生系统先进个人,首批国家卫生和计划生育委员会心血管病介入培训基地(冠心病介入)导师,中国医师协会常委,中国医师协会冠心病介入组副主任委员,山东省医学会心血管专业委员会副主任委员,山东省心血管质控委员会副主任委员,山东省介入心血管病学术委员会主任委员,山东省心脏电生理与起搏学术委员会副主任委员、山东省青年医学会副主任委员,山东省医学会第十三届理事会理事,山东省政协委员,享受国务院政府特殊津贴。

担任《中华临床医学实践杂志》常务编委,《中国介入心脏病杂志》编委,《中华老年多器官疾病杂志》编委,《中华临床内科杂志》编委,《山东医药杂志》编委,《山东大学学报医学版》编委,《美国大学心脏病杂志中文版》编委,《当代外科杂志》常务编委。

主编专业书5部。获省级科学技术成果进步奖5项,国家级专利6项,发表学术论文132篇。指导硕士研究生15人,博士研究生28人。

前　言

随着冠心病介入工作的深入开展和介入材料的技术进步，冠心病治疗发生了革命性的进步。冠状动脉的介入治疗也是心血管疾病诊疗技术发展中的里程碑。冠状动脉支架的研发和生产更是日新月异。目前投入临床使用的支架品种繁多，不同的支架其特点和功能各异。从裸支架、药物洗脱支架、涂层降解支架、无涂层聚合物支架到生物完全降解支架，其功能日臻完善。面对如此繁多的支架，对介入医生来说，尤其是年轻的介入医生有时很难把握孰优孰劣，难以取舍。本书分为六十三章，将目前主要使用的冠状动脉支架分别作以介绍，配以图片，方便参考和查阅，希望对广大同仁有所裨益。

由于我们水平所限，并且所涉内容浩繁，错误和片面之处在所难免。希望广大同仁批评指正，不吝赐教。

崔连群

2016 年 5 月 10 日于北京

目　录

　　1977年Andreas Gruntzig应用经皮球囊血管成形术(PTCA)治疗冠心病的成功,开创了冠心病介入治疗的新纪元。也为冠心病患者带来了新的希望。但很快发现,PTCA在术中可导致血管撕裂、夹层和急性闭塞等并发症。此外,术后血管弹性回缩、再狭窄和血栓形成等问题限制了其应用。为此,人们便寻求和探索更有效的治疗方法。

一、金属裸支架

　　90年代初人们研发出金属裸支架(bear metal stent,BMS)克服了单纯球囊扩张的急性并发症和血管弹性回缩等问题。可以说,BMS的应用,避免了90%以上的PTCA急性灾难性事件。随后多种结构和型号的支架相继问世,给不同患者的不同病变带来了更多的选择机会。随着临床经验的积累,专家们提出:一个优秀的BMS应该具备如下特征:好的通过性、跟踪性、柔顺性、较强的径向支撑力,和优秀的生物相容性。随着BMS在临床的大量应用,人们逐渐发现植入BMS后,部分患者发生急性和亚急性血栓形成及再狭窄。由于这些缺点的存在,影响了BMS的临床效果。动物实验和临床研究发现,BMS植入后再狭窄与血管局部内膜增生、动脉粥样硬化进展、局部损伤过度修复等因素有关。其中内膜过度增生为再狭窄的主要发生机制。研究发现,支架内再狭窄(ISR)的形成包括血栓形成、内膜增生及血管重塑三个重要环节。支架置入使血管内皮细胞的完整性受到破坏,导致内皮下基质暴露,引发血小板的凝聚、黏附继而形成血栓。随着血栓的逐渐机化,内膜增生开始在ISR的形成中

1

起主导作用。内膜增生主要是血管平滑肌细胞在多种生长因子和血管活性物质的刺激下,开始由动脉中层向内膜迁移、增殖并同时分泌细胞外基质从而形成新生内膜的过程。在这一过程中,除了血管平滑肌细胞参与外,大量白细胞与内皮下基质的黏附及向新生内膜的浸润也对新生内膜的形成和维持发挥了重要作用。血管重塑主要在 ISR 形成的晚期发挥作用,晚期血管壁中层内大量纤维组织增生,使血管壁硬化,顺应性降低,促进了 ISR 的发生。由于金属支架置入相对血管而言是一"异物",因而刺激血管壁产生慢性炎症反应、血栓形成及后期 ISR 形成。为力克服这一难题,人们又提出了研发新支架的设想。

二、生物相容性涂层支架

人们通过在 BMS 支架表面涂布抗血栓涂层,目的是减轻人体对支架的反应,如肝素膜、胆碱膜等试图降低再狭窄和急性血栓等并发症。生物相容性支架主要包括两大类,一类是多聚物(polymer)涂层支架,这种多聚物由一种或几种组织细胞成分(有机酸、糖类、酯类等)或其代谢中间产物聚合而成,在一定的时间内具有半透膜的性质,在支架与血管之间起一定的屏障作用。

1. 肝素涂层支架 肝素通过与抗凝血酶Ⅲ(ATⅢ)相互作用、抑制凝血酶及其他凝血因子等机制来抑制凝血过程。肝素在全身用药中存在局限性:肝素涂层支架能够使肝素缓慢释放并保持其生物活性,在支架周围有效地、持久地、稳定地发挥作用。当时应用较多的是在 Wiktor(金属钽支架)支架上用放射聚合等方法涂以高分子聚乙烯和聚酰胺,然后将肝素以共价键与聚酰胺结合在架表面。最早期在兔子髂动脉及猪冠状动脉粥样硬化病变模型上试验证明可以明显降低急性血栓形成。临床研究发现,这种肝素涂层支架可使再狭窄降到 12%~22%。

2. 磷酰基胆碱(Phosphoryl choline)涂层支架 磷酰基胆碱为生物膜外层的成分,是由亲水性和疏水性基团构成的异分子聚合物,并有水凝胶的性质。涂层支架可减少蛋白黏附、血栓形成和不良组织反应从而在细胞生物相容性方面发挥重大作用。

3. 类钻石支架(碳素层) 是由超薄(100个纳米厚)的多涂层组成。第一层:黏附层,使大分子与不锈钢金属牢固的粘连在一起;第二层:张力缓解层,这层结构的主要作用是缓解任何机械和膨胀造成金属层与涂层之间的张力以防止涂层出现缺损时涂层与金属之间分离和缺损继续扩大;第三层:类钻石碳素层,其主要作用是在金属表面形成一层屏障,防止重金属离子向生物相融性抗血栓层渗透;第四层:生物相融性抗血栓层。

第一章
Magic Wallstent 冠状动脉支架

Schneider AG, Bulach, Switzerland

描述 自膨胀金属丝网状支架,并由一可收回的外鞘包裹。

历史

1. 20 世纪 80 年代早期,植入犬体内进行实验。

2. 1986 年 3 月,由法国 Toulouse 的 Jacques Puel 医生首次将 Wallstent 支架植入人的冠脉。

3. 1987 年,Ulrich Sigwart 首次报道临床应用经验。

4. 1991 年,短缩率较小的 Wallstent 支架引入临床。

5. 1995 年,被批准用于冠脉和静脉桥血管。

6. 1996 年,获得用于严重病变和 CABG 的欧盟 CE 标志。

Magic Wallstent 支架规格

材料成分	内芯为铂金属;外层;钴合金
不透 X 线程度(级别)	好
磁共振检查	安全
金属表面积(扩张状态)	约 14%
金属横截面积	$0.062mm^2$
骨架设计	圆柱形金属丝
骨架厚度	0.08~0.10mm(0.003~0.004 英寸)
网眼编织角度	110°
扩张时短缩百分比	15%~20%
目前市场可供直径	完全膨胀时 4.0~6.0mm(适应血管直径 3.0~5.5mm)
可植入长度	15~50mm

Magic Wallstent 支架输送系统

释放机制	输送系统自膨胀
所需指引导管最小内径	6F（0.064 英寸），内涂 PTFE
是否预装在输送系统	是
是否有保护鞘／套	是
不透 X 线标记位置	3 个不透 X 线标记，支架两端各 1 个，另一个在外鞘远端
输送外径	1.53~1.6mm（4.6~4.8F）
纵向柔软度	好
推荐释放压	无须压力
推荐进一步球囊扩张	是
已植入支架的再通过能力（级别）	极佳
与血管匹配支架直径	超过血管最大直径 0.5、1.0 或 1.5mm

注：1 英寸 =25.4 毫米

Magic Wallstent 支架如图 1-1 和图 1-2 所示。

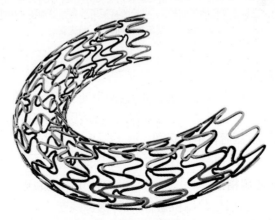

图 1-1　体外充分扩张后的支架，可清晰显示 Magic Wallstent 支架

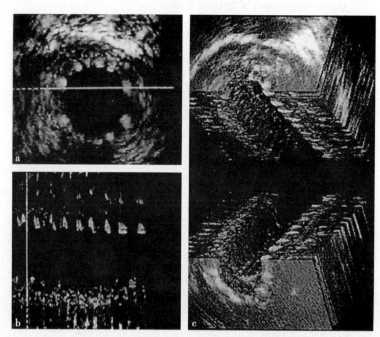

图 1-2 已植入升主动脉 - 冠脉旁路血管的 Wallstent 支架的冠脉内超声图像

a. 显示支架近段的横截面影像,可清楚地看到支架的支梁。支架扩张对称,与管壁贴合良好;b. 显示支架段的纵面观;c. 显示的是采用血光点识别技术构建的三维重建图像。这些资料显示支架像一个圆筒被纵向打开(蛤壳观)

输送技巧

问题:远端定位不准确,不能精确地使支架远端重叠。

解决方法:远端再定位:半释放的支架完全可以再定位;首先捕获支架,然后再定位远端。

临床应用指征

欧盟 CE 认证:静脉桥血管,自体冠脉病变。

支架特性

优点	半释放的支架完全可以再定位
	柔韧性好
	跟随性好
	血管内呈锥形
	良好的支撑力
	型号全
	适合于弯曲病变
	无损伤性尖端
	适合于长病变 / 夹层
缺点	有缩短
	易影响侧支

重要文章

1. Sigwart U, et al（1987）　这个里程碑式的研究是冠脉再狭窄患者（17 例）、急性闭塞（4 例）和旁路移植血管病变（3 例）植入支架的首例报告。2 名患者发生亚急性支架内血栓形成，1 名患者接受急症旁路手术后死亡。没有发生临床再狭窄。

2. Ozaki Y, et al.（1996）　此研究报告了在 35 例植入 Wallstent 支架 6 个月后临床和冠脉造影数据。支架植入成功率为 100%。所用支架的标称直径超过最大血管直径 1.40mm。6 个月随访，造影再狭窄率为 16%。

第二章

GIANURCO-ROUBIN Ⅱ（GRⅡ）冠状动脉支架

Cook Inc，Bloomington IN，USA

描述 球囊释放，扁平金属丝缠绕，单骨架。

历史

1. 20 世纪 90 年代初，在狗身上进行了动物实验。

2. 1995 年 5 月，法国 Toulouse 由 Jearn Marco 首次植入人体。

3. 1995 年 11 月，IDE 正式批准进行临床试验。

4. 1996 年 6 月，FDA 正式批准。

支架技术参数

材料成分	316L 不锈钢
不透 X 线程度（级别）	好
强磁性	无
金属表面积	约 16%
骨架设计	平面，单骨架
骨架厚度	0.127mm（0.005 英寸）
网眼编织角度	N/A
扩张前外径	2.5~1.42mm（0.056 英寸） 3.0~1.52mm（0.060 英寸） 3.5~1.68mm（0.066 英寸） 4.0~1.78mm（0.070 英寸） 4.5~1.80mm（0.071 英寸） 5.0~1.85mm（0.073 英寸）
纵向柔软度	好

续表

扩张时短缩百分比	无
目前市场可供直径	2.5、3.0、3.5、4.0、4.5、5.0mm
可植入长度	12、20、40、60mm

支架输送系统

释放机制	球囊膨胀,快速交换/GRX导丝
所需指引导管最小内径	1.47~1.90mm（0.058~0.075英寸）
是否预装在输送系统	是
是否有保护鞘/套	是
不透X线标记位置	支架两端各一个
推荐释放压	大约4~6个气压由规格决定
推荐进一步球囊扩张	是

注意:目前球囊释放6~8个大气压时达到正常大小,在12~14个大气压时扩大1mm,若用该球囊过度扩张后,植入比该球囊大的支架,再狭窄率提高。

GIANURCO-ROUBIN Ⅱ（GRⅡ）支架如文末彩图2-1所示。

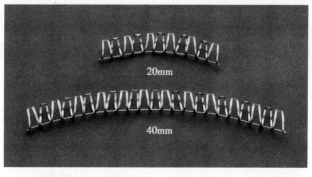

图2-1　注意扁平金属环及骨架设计。圆形金属环可以保证柔韧性,附着于球囊上的稳定性以及与血管的贴合。图片显示了20mm和40mm的支架。同时,12mm的支架也有供应

重要推荐

后释放——在接近远端支架标记处回撤球囊,扩张到 6~8 个大气压持续 30 秒。

选择与血管内径 1.1∶1 的标准的 PTCA 球囊以 12~14 个大气压后扩。

输送技巧

尺寸:选择比参照血管的最大直径至少大于 0.5mm 的支架,才能获得理想的结果。

释放:以低压释放(通常 3~4 个大气压),回撤球囊到支架,以 6~8 个大气压在合适的位置固定支架 30~45 秒。根据病变的纤维钙化特点,用 PTCA 球囊以 12~16 个大气压后扩,选择后扩球囊,其在 12~16 个大气压下膨胀后与动脉的比例为 1.1∶1。

临床应用指征

非开口部位的冠状动脉狭窄;尤其适用于扭曲、远端、很难到达的病变;累及主要边支的病变,急性心肌梗死(AMI);美国 FDA 标准的急性闭塞。

随机试验

A. GRⅡ与 Palmaz-Schatz(P.S)支架的应用对比(美国多中心前瞻性随机试验,GRⅡ试验调查,Benestent/stress 病变亚组 n=160)

	GRⅡ　n=77	P.S.n=83
靶病变血管重建(9 个月)	4/77	4/83
	5.9%	4.8%

B. GRⅡ支架在急性心肌梗死中的应用(G.R.A.M.I.试验)(Rodriguez et al,急性心肌梗死 n=104)

	选择性 GRⅡ	球囊
	n=52	*n*=52
因恶性事件住院	3.8%	19.2%

C. GRⅡ支架在急性心肌梗死中的应用（FRESCO 试验，Antoniucci et al，急性心肌梗死）

	GRⅡ	球囊
	n=46	*n*=46
再缺血（6 个月）	6%	28%

D. 注册 GRⅡ多中心 FDA 试验处理急性闭塞［*n*=604（29个中心）］30 天结果

陈旧心肌梗死	1%
死亡	2%
CABG	2%
再次 PTCA	2%
靶病变在 6 个月血管重建	15%

抗血小板涂层

目前的 GRⅡ支架涂层具有随着时间的推移可吸收和释放显著数量的 Reopro 的能力。动物实验证实将 GRⅡ支架浸泡于 Reopro 溶液 20 分钟后即起作用。临床 Reopro 涂层支架的有效性正在评估中。

抗增殖支架

动物预实验显示 Taxol 涂层支架有预防新生内膜增殖的作用。Taxol- 涂层 GRⅡ支架在不久的将来会应用于临床。

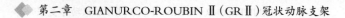

临床技术特点

降低再狭窄率	不透射线的标记
预装	易定位
外廓小	显影时间短
着色好	辐射少
支持 6F 指引导管	可再定位和收回
能用于桡动脉途径	栓塞几率小
跟踪好	长短长度都有
可用于扭曲病变	用于夹层
不会累及侧支	价格合理
辐射张力增加	避免多个支架
沿软导丝（0.014 英寸）进入	能接受 0.018 英寸导丝
用于急性心肌梗死	用于小的血管

第三章
Palmaz-Schatz™ 冠状动脉支架

Cordis, a Johnson & Johnson Company, Warren NJ, USA

描述 Palmaz-Schatz™ 冠状动脉支架全世界已经植入到 600 000 例患者体内,过去 5 年的资料显示该支架是安全的。球囊扩张性的 Palmaz-Schatz™ 的雕刻管状支架被证实可减少再狭窄率。

历史 球囊扩张 PS-153 系列:

最初的 Palmaz-Schatz™ 支架是一个 15mm 长的单个、僵硬的雕刻管状支架,由于它的顺应性差,输送很困难。第一代带槽管状支架被广泛应用于下行的右冠状动脉。此原型的限制性通过以下方法得到解决,首先,简单缩短支架到 7.0mm,在球囊上分成 2~3 部分,提高了柔软性。后来,降低了成分的伸缩性和迁移,增加了一个单独的非收缩的 1.0mm 的桥,柔软性减少,最后设计了一个 15mm 的铰接样的支架(PS153 系列)。由于装备了 PAS 鞘输送系统,这个支架很受欢迎,市场上冠以"唯一支架"的称谓。

预装在 PAS 输送系统上的 PS153 系列支架具有好的辐射支持、贴壁好、后坐力小、回缩小的特点。

它的限制性包括:①单一长度,连接点不连续,1mm 的空白区。顺应性差。②外廓大,用低压,顺从性球囊的鞘输送系统。根据操作者的需要,Palmaz-Schatz™ 设计得到改进。一个是 Spiral 设计,另一个是 Crown 设计。新的 PowerGrip 输送系统克服了 PAS 系统的内在限制性。

说明:铰接、雕刻管状设计

支架技术参数

材料成分	316 不锈钢
不透 X 线程度（级别）	中等
铁磁性	无
金属表面积（扩张状态）	> 开放面积的 80%
骨架设计	钻石扩展
骨架厚度	0.0025 英寸（0.07mm）
扩张时短缩百分比	2.5%~5.3%
扩张范围	3.0、3.5、4.0mm
回缩程度	小
辐射张力	好
可植入长度	15mm

支架输送系统

释放机制	球囊膨胀
所需指引导管最小内径	0.084 英寸直径（2.2mm）
是否预装在输送系统	是，美国和联合国
是否有保护鞘 / 套	是（仅预装系统）
裸支架	是
不透 X 线标记位置	支架两端
输送球囊的顺应性	好
推荐释放压	4 个大气压
推荐进一步球囊扩张	是
已植入支架的再通过能力（级别）	极佳

Palmaz-Schatz^{TM} 冠状动脉支架如图 3-1 所示。

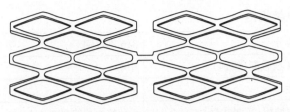

图 3-1　扩张的 Palmaz-Schatz™ 铰接雕刻管状冠脉支架——PS153 系列

一、球囊扩张的 Spiral Palmaz-Schatz™ 冠状动脉支架

Spiral 冠状支架在美国以外的一些国家上市,比 PAS153 系列辐射长度明显增加,如图 3-2 所示。支架是 PS153 系列的辐射张力的 2 倍(由于壁的厚度从 0.0025 增加到 0.004 英寸),长度包括 8、9、14 和 18mm。支架在铰接处有 12 列,6 个螺旋桥,降低了空白区。支架尤其适合于处理钙化或纤维化的病变,需要增加辐射张力为了减少造影后残余狭窄的程度。然而,这个支架长度上顺应性小,尤其长病变,因此不适合长的弯曲血管病变。

说明:螺旋铰接,雕刻管状设计。

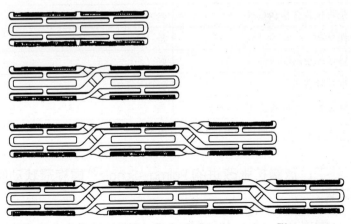

图 3-2　多种长度(8、9、14、18mm)的 Palmaz-Schatz™ 支架示例

支架规格

材料成分	316 不锈钢
不透 X 线程度（级别）	中等
铁磁性	无
金属表面积（扩张状态）	>开放面积的 80%
骨架设计	钻石扩展
骨架厚度	0.004 英寸（0.09mm）
扩张时短缩百分比	2.5%~13.2%
扩张范围	3.0、3.5、4.0、5.0mm
回缩程度	小
辐射张力	好
可植入长度	8、9、14、18mm

支架输送系统

释放机制	球囊膨胀
所需指引导管最小内径	0.084 英寸直径（2.2mm）
是否预装在输送系统	否
裸支架	是
输送球囊的顺应性	好
推荐释放压	6 个大气压
推荐进一步球囊扩张	是
已植入支架的再通过能力（级别）	极佳

二、球囊扩张改进的 Palmaz-Schatz™ 螺旋冠状动脉支架

螺旋冠状动脉支架如图 3-3 所示，它通过以下改变提高了纵向弹性：

1. 壁的厚度从 0.004 减少到 0.0025 英寸。

2. 支架被分割为 10 列和 5 个螺旋桥,而不是 12 列和 6 个螺旋桥。

3. 改进螺旋冠状动脉 Palmaz-Schatz™ 支架被出售于美国以外的国家,15mm 长度,带有高压,PowerGrip™,迅速交换输送系统。

PowerGrip™ 球囊迅速交换输送系统有以下特点:① 7F 指引导管与 3.0,3.5,4.0 球囊尺寸相配套。高压,非顺应性,改良的 PET 球囊。高的摩擦力,支架不易移动。穿刺抵抗力强。②迅速交换系统,具有好的推送力,跟踪性及导丝顺应性。

说明:雕刻螺旋管状

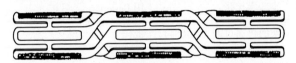

图 3-3 三段螺旋铰链 Palmaz-Schatz™ 支架

支架规格

材料成分	316 不锈钢
不透 X 线程度(级别)	中等
铁磁性	无
金属表面积(扩张状态)	> 开放面积的 80%
骨架设计	钻石扩展
骨架厚度	0.0025 英寸(0.07mm)
扩张时短缩百分比	2.5%~15%
扩张范围	3.0、3.5、4.0mm
回缩程度	小
辐射张力	好
可植入长度	15mm

支架输送系统

释放机制	球囊膨胀
所需指引导管最小内径	6/7Fr
是否预装在输送系统	是
是否有保护鞘 / 套	否
裸支架	是
不透 X 线标记位置	支架两端
输送球囊的顺应性	高压 RX 和 OTW
推荐释放压	6 个大气压
推荐进一步球囊扩张	用 PowerGrip™ 后扩
已植入支架的再通过能力（级别）	极佳

PowerGrip™ 迅速交换球囊顺应性

改建后的螺旋冠状动脉支架显示它的扩张和未扩张形态，如图 3-4 所示。PowerGrip™ 球囊以它的折叠和非折叠状态存在如图 3-5 所示。该支架和 PowerGrip™ 输送系统的优点是：

1. 输送容易，支架的弹性好，与 PS153 比较，铰链处没有裸区。

2. 支架栓塞的危险降低。

3. 高压非顺应性球囊避免了支架植入后的后扩，节省了一个球囊。

4. 与 6Fr 和 7Fr 指引导管匹配，适用于股动脉、桡动脉途径。

5. 迅速的交换结构方便于手术者的应用。

PowerGrip™ 输送系统释放的最新支架是 Crown Palmaz-Schatz™ 冠状动脉支架。这个设计保留了基本的 Palmaz 结构的好的特征，极大提高了纵向弹性。纵向弹性通过以正弦曲线的

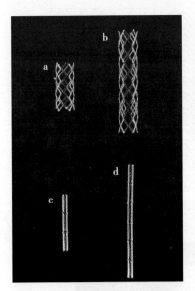

图 3-4 PowerGrip™ 改进螺旋铰链多段冠状动脉支架

a、b. 扩张后；c、d. 未扩张

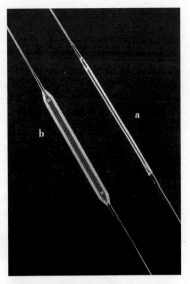

图 3-5 Palmaz-Schatz™ 改进螺旋铰链多段冠状动脉支架在 PowerGrip™ 支架输送系统上

a. 扩张前；b. 扩张后

方式切断刻痕而不是以一种直线平行的方式。支架一旦扩张，具有和 PS153 系列相同方式发挥作用，具有相似的特征（辐射张力，开放面积，回缩力小等）。支架的规格包括 15、20、30mm 长度。纵向弹性，提高，长度加长，用 PowerGrip™ 输送系统迅速释放。另外，因为钻石形状的细胞的壁是正弦而不是直线的，从这些细胞中导管的通过和累及侧支的扩张与其他类型的 Palmaz-Schatz™ 冠状动脉支架比较，更容易。

三、球囊扩张 Crown Palmaz-Schatz™ 冠状动脉支架

球囊扩张 Crown Palmaz-Schatz™ 冠状动脉支架如图 3-6 所示；球囊扩张后的 Palmaz-Schatz™Crow 支架如图 3-7 所示。

说明：连续雕刻管状。

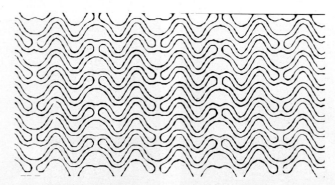

图 3-6　尽管没有铰链区域，新的 Palmaz-Schatz™Crow 刻痕支架的
重复的正弦波模式提高了纵向弹性

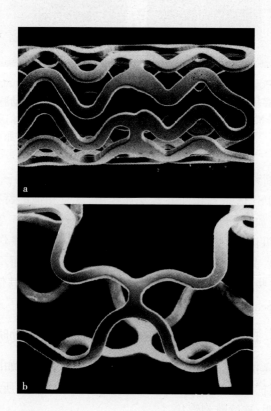

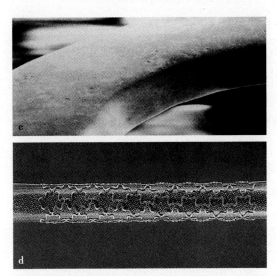

图 3-7 球囊扩张后的 Palmaz-Schatz^{TM}Crow 支架。
注意雕刻设计的没有铰链的连续正弦波模式

支架规格

材料成分	316 不锈钢
不透 X 线程度（级别）	中等
铁磁性	无
金属表面积（扩张状态）	> 开放面积的 80%
骨架设计	钻石扩展
骨架厚度	0.0025 英寸（0.07mm）
扩张时短缩百分比	2.5%~9.5%
扩张范围	3.0、3.5、4.0mm
回缩程度	小
辐射张力	好
可植入长度	15、19、30mm

GRⅡ支架输送系统

释放机制	球囊膨胀
所需指引导管最小内径	6/7Fr
是否预装在输送系统	是
是否有保护鞘 / 套	否
裸支架	否
不透 X 线标记位置	支架两端
输送球囊的顺应性	高压 OTW 和单轨球囊
推荐释放压	6 个大气压
推荐进一步球囊扩张	用 PowerGrip^{TM} 后扩
已植入支架的再通过能力（级别）	极佳

四、具有共价键连接的肝素的 Palmaz-Schatz^{TM} 支架

　　Palmaz-Schatz^{TM} 支架通过共价键连接的肝素改进，采用 Carmeda 专利技术涂层提供给支架非致血栓性。到目前为止，PS153 和冠状动脉螺旋系列以这种方式处理，在 BENESTENT Ⅱ 试验中被验证，结果理想。在 BENESTENT Ⅱ Pliot 试验中，没有亚急性血栓和再狭窄率是 13%，接受阿司匹林和替罗非班但没有采用 heparin 和 coumadin 的 50 位患者再狭窄率至少有 6%。

　　具有共价键连接的肝素的 Palmaz-Schatz^{TM} 支架在 BENES-TENT Ⅱ 随机试验中被验证。试验包括 827 名患者，随机分为支架组和球囊成型组。研究进一步证实了该支架抗血栓作用。

五、具有 Dynasty^{TM} 输送系统的迷你 Crown Palmaz-Schatz^{TM} 冠状动脉支架

　　迷你 Crown 通过减少列的数目、壁的厚度以及骨架的宽度，同时维持合适的正弦波，使得弹性进一步提高。由于列的数目减少，扩张范围从 2.25mm 到 3.25mm，使得适应证放宽。2mm

大小的血管可以成功地植入该支架。迷你 Crown 提供的长度包括 11、15、26mm。正弦波模型使得侧支支架通过。

当与新的输送的系统 Dynasty 结合时，不遮掩血管造影的图像的特性也提高了输送能力。这个新的输送球囊的令人振奋的特点是一个 18 大气压的高爆破压，高的摩擦表面避免支架滑脱，良好的重叠特性。早期试验结果显示，一个顺应性好、非铰链的刻痕管状支架，不遮掩血管造影的图像和高的压力球囊输送系统使以前不可能实现的小血管病变的治疗成为可能。

六、结论

Palmaz-Schatz^{TM} 支架系列，包括各种长度、厚度、单独支架或预装鞘或无预装鞘的输送系统，市面上都可以获得。具有共价键连接的肝素的 Palmaz-Schatz^{TM} 支架提供了一个更广泛的选择，减少了再狭窄和血管重建的危险。

第四章
Wiktor 和 Wiktor i 冠状动脉支架

Medtronic Interventional Vascular-EUROPE, Kerkrade, The Netherlands

描述 球囊膨胀钽丝缠绕的单一操作交换输送系统。

历史

1. 1987 年,小猪动物实验。
2. 1990 年,第一例人支架植入。
3. 1991 年,PTCA 后再狭窄患者的美国多中心试验。
4. 1993 年,PTCA 失败的患者的美国多中心试验。
5. 1994 年,单个操作交换输送系统的首次应用。
6. 1995 年,致密波支架原型的发展。
7. 1996 年,"致密波"Wiktor 支架的首次植入。
8. 1997 年,FDA 批准 Wiktor 在美国应用。

支架规格

材料成分	钽
不透 X 线程度(级别)	好
铁磁性	无
金属表面积:Wiktor	大约 7%~9%
Wiktor i	8.0%~9.5%
配置	半螺旋式缠绕单根导丝
骨架厚度	0.127mm(0.005 英寸)
纵向柔顺性	好
扩张时短缩百分比	<5%
直径	3.0、3.5、4.0、4.5mm

续表

Wiktor i 致密波	2.5、3.0、3.5、4.0mm
长度范围：Wiktor	16mm
Wiktor i 致密波	10、15、20、30mm
回缩程度	3.0%

Wiktor 和 Wiktor i 支架如图 4-1 所示。

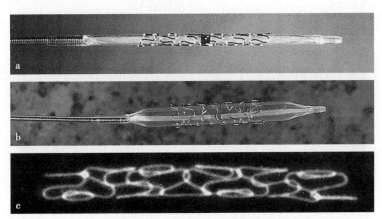

图 4-1　Wiktor-GX 支架

a. 球囊固定支架；b. 释放支架；c. 释放后支架的 X 线显影

一、Wiktor GX 和 Wiktor i 致密波冠状动脉支架输送系统

释放机制	球囊膨胀
预装输送导管	单轨操作交换
输送导管直径 Wiktor GX	3.0Fr（1.0mm）
Wiktor i GX	2.7Fr（0.9mm）
导丝管腔	0.014 英寸（0.36mm）
最小推荐导管：Wiktor GX	7Fr（0.079 英寸，2.00mm）
Wiktor i 2.5 和 3.0mm	6Fr（0.062 英寸，2.0mm）

25

续表

3.5mm	7Fr（0.073 英寸，1.85mm，）
4.0mm	8Fr（0.086 英寸，2.18mm）
是否有保护鞘 / 套	否
提供裸支架	否
不透 X 线标记位置	输送球囊的中心
Wiktor i	球囊的两边
推荐释放压	8 个气压（最小）
推荐进一步球囊扩张	术者决定
已植入支架的再通过能力（级别）	> 参考段的 10%~15%

Wiktor 和 Wiktor i 的顺应性：球囊直径反映释放后支架的内直径的平均顺应性。

支架尺寸	4Bar	5Bar	6Bar	7Bar	8Bar	9Bar	10Bar	指引导管最小直径
2.5mm	2.1	2.2	2.3	2.4	2.5	2.6	2.7	1.57mm（0.062″）6F
3.0mm	2.6	2.7	2.8	2.9	3.0	3.1	3.2	1.57mm（0.062″）6F
3.5mm	3.1	3.2	3.3	3.4	3.5	3.6	3.7	1.85mm（0.073″）7F
4.0mm	3.6	3.7	3.7	3.8	4.0	4.1	4.2	2.18mm（0.086″）8F

二、Wiktor 和 Wiktor i 外径

支架尺寸	外径（英寸）	外径（毫米）
2.5mm	0.050	1.27
3.0mm	0.053	1.35
3.5mm	0.056	1.42
4.0mm	0.059	1.50
4.5mm	NA	NA

输送技巧

问题	解决
回撤释放球囊,拉动支架导丝	预扩球囊扩张
球囊漏气,不能释放	使用小的(3~5cm)注射器迅速膨胀球囊
支架导丝挂在斑块上	部分膨胀输送球囊 1 个大气压,盖住支架边缘

临床应用指征

原发大隐静脉桥和自身冠状动脉病变;再狭窄病变;血管成形术结果不理想(≥30% 残余狭窄);血管成形术失败。

研究

注册研究:

1. 在再狭窄病变的选择性应用。

2. FANTASTIC 传统的华法林随机抗凝与 ASA 和 Ticlid 比较 VENESTENT。

3. 随机 PCTA 研究与 Wiktor i 旁路搭桥试验对比 QIF。

4. QCA,IVUS 和 FLOWMETRY 评估理想的支架释放压。

5. 澳大利亚多中心 Wiktor 在低压和高压下释放的随机研究 WIDEST PTCA 与 Wiktor 支架的随机试验对比。

Wiktor 和 Wiktor i 的优缺点

优点	好的不透 X 线程度
	柔韧性
	可追踪性
	动脉弯曲的顺从性
	无支架禁忌
	精确定位
	不存在多个支架无重叠的情况
	易于补救
	多种长度

续表

优点	多种直径 导管工作长度扩展 6Fr 导管试用于 Wiktor i 有 2.5~3.0mm 尺寸 低回缩率 高的辐射张力 肝素包裹和未包裹 2 种类型
缺点	无保护壳 在冠状动脉开口病变部位指引导管容易损伤支架 易于损伤支架 在急性转折处用高压膨胀进行缠绕式置换 最小的 7Fr 指引导管适用于 4.0、4.5mm 的支架

三、Wiktor 和 Wiktor i 肝素支架

Medtronic 发明的肝素包被支架是一个产物,生物活性肝素被永久性和共价键结合到支架表面。

描述　肝素包被的 Wiktor 和 Wiktor i 支架

历史

1. 1993 年 11 月,肝素包被发明。

2. 1994 年,首例人的支架植入。

3. 1997 年 3 月,Wiktor 肝素支架出现。

4. 1997 年 11 月,Wiktor i 肝素支架出现。

肝素 Wiktor GX 支架

支架内直径 / 长度 (mm)	球囊直径 (mm)	球囊长度 (mm)	shaft OD (Fr)	最大膨胀长度 (mm)
3.0 × 16	3.0	25	2.7	16.0
3.5 × 16	3.5	25	2.7	16.0
4.0 × 16	4.0	25	2.7	16.0
4.5 × 16	4.5	25	2.7	16.0

顺应性

球囊直径反映释放支架的内直径的平均顺应性。

支架尺寸	4Bar	5Bar	6Bar	7Bar	8Bar	9Bar	10Bar	指引导管最小直径
2.5mm	2.1	2.2	2.3	2.4	2.5	2.6	2.7	1.57mm（0.062″）6F
3.0mm	2.6	2.7	2.8	2.9	3.0	3.1	3.2	1.57mm（0.062″）6F
3.5mm	3.1	3.2	3.3	3.4	3.5	3.6	3.7	1.85mm（0.073″）7F
4.0mm	3.6	3.7	3.7	3.8	4.0	4.1	4.2	2.18mm（0.086″）8F

充分扩张支架的直径应该轻微地超过血管直径的 10%~15%。

正常支架直径是在 6Bar 测量的。

高柔韧性的肝素包被支架共价结合到底物，维持充分的覆盖。

抗凝血能力

血小板黏附与肝素包被的 Wiktor 支架的抵制血栓形成的相关性

包被	抗血栓摄取（pmol.cm）	血栓素水平（nM）	凝血酶激动时间（min）	血小板黏附（cell/cm）× 10^3
非包被	0.26 ± 0.36	0.26 ± 0.36	5	287 ± 34
肝素化	0.26 ± 0.36	0.26 ± 0.36	20	135 ± 18
肝素化	0.26 ± 0.36	0.26 ± 0.36	20	135 ± 18
肝素化	0.26 ± 0.36	0.26 ± 0.36	20	135 ± 18
肝素化	0.26 ± 0.36	0.26 ± 0.36	20	135 ± 18

为什么选择肝素包被的支架？

因为未包被的支架刺激内膜增生肥大，用生物活性的肝素包被的支架可能减少这个作用。这个将减少再狭窄率。在 Wiktor-GX 和 Wiktor i 肝素支架，血液和组织成分与包被相互作用,与金属无作用;连续的共价结合到支架表面,确保随着时间的推移,有一个持续的生物学活性;随着抗血栓性提高,血液兼容性提高;包被包括一个水凝胶,创造了一个更自然的界面。一旦支架膨胀,包被即延伸了。

优势:

(1)肝素完全和永久的通过共价结合方式结合到钽。

(2)理想的接触具有生物活性,而没有从支架漏出。

(3)表面减少凝血酶的生成,血小板的黏附和激活。

(4)血液兼容性好。

(5)包被随着支架扩张释放而扩展。

第五章
AVE GFX 冠状动脉支架

Arterial Vascular Engineering, Inc, Santa Rosa CA, USA

描述　球囊扩展,正弦环状设计,具有可透视性。无保护鞘,预装输送导管,迅速交换导丝输送系统和中等兼容的 PE 物质球囊协同作用。可以获得的规格:8、12、18、24、30、40mm。直径 2.5~4.0mm。

历史

1. 1994 年 10 月,AVE 开始出售微小支架冠状动脉支架。
2. 1996 年 12 月,GFX 冠状支架(8、12、18、24mm 长度)发行。
3. 1997 年 3 月,微小支架Ⅱ获得了 CE 标志。

支架技术参数

材料成分	316 不锈钢
不透 X 线程度(级别)	中等
铁磁性	无
金属表面积(扩张状态)	约 20%(3.5mm 直径)
支架设计	2mm 段,正弦环
骨架设计	ELLipto- 矩形,表面处理
骨架	2mm 长支架单元
骨架厚度	0.005 英寸(0.13mm)
外径　非扩张状态(未卷曲于球囊) 　　　卷曲于球囊	0.06~0.62 英寸(1.5~1.6mm) 0.060 英寸(1.5mm)
纵向柔韧性	好
推荐释放压	9 个大气压

续表

输送时短缩百分比	无
扩张时缩短的百分比	忽略不计
扩张范围	3.0~4.0mm
回缩程度	<2%
辐射张力	好
目前可获得的直径	2.5mm，3.0~4.0mm
已植入支架的再通过能力（级别）	极佳

支架输送系统

释放机制	球囊膨胀
膨胀机制	球囊膨胀
所需指引导管最小内径	0.064 英寸直径（2.2mm）
单轨系统	是
球囊特征球囊	半顺应性
球囊材料	PE
指引导丝管腔	0.014 英寸（0.36mm）
推荐最小导管	6Fr
是否预装在输送导管上	是
是否预装在高压球囊上	是
是否有保护鞘 / 套	是
裸支架	是
不透 X 线标记位置	支架两端
球囊的爆破压	10atm（3.0~3.5）；9atm（4.0mm）
输送球囊的顺应性	中等
输送规格	0.060~0.062 英寸（1.5~1.6mm）
纵向柔软性	好

推荐释放压	9个大气压
推荐进一步球囊扩张	酌情掌握
球囊扩张和支架尺寸	多种规格,完全依赖输送球囊的直径
已植入支架的再通过能力(级别)	极佳
直径尺寸	3.0~4.0mm

AVE GFX 支架如图 5-1~ 图 5-3 所示。

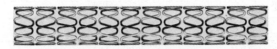

图 5-1 AVE GFX 支架

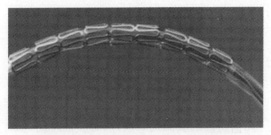

图 5-2 输送系统上的 AVE GFX 支架

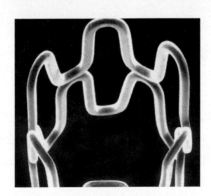

图 5-3 AVE 支架的电子显微图

输送技巧

导丝上无保护壳的支架需要 30 秒的球囊的准备,充分的病变分析或扩张。分支病变可能需要在主支病变里放置一枚支架,通过支架的扩张进入侧支,通过第一枚支架放置另一个支架,形成 Y 形。单轨道系统需要在送入人体外,仔细地加压。

临床应用指征

紧急处理	高弹性回缩病变
开口病变	完全闭塞
分叉	再狭窄
扭曲血管	优化 PTCA
长病变	优化支架
小血管	结合高速度内膜旋切术

为什么选择这个支架?

高柔韧性,卓越的跟踪性能,完美的顺应性能,中等可透视性,辐射张力好,回缩力小,无壳释放系统,预装输送系统,血管壁覆盖好,无损伤性的层流支架设计,适应证广泛,尺寸全,输送系统的交换导丝迅速。

研究

大量复杂临床病例的 Micro Stent 的应用的欧洲多中心研究结果显示:262 名患者在术后 6 个月的造影随访发现再狭窄率是 24%。

MartinJ.Shalij 在 Leiden 大学医院里的 AVE Micro Stent 研究结果显示:65 名患者在 6 个月的再狭窄率是 12%。

IDE SMART 研究 Micro Stent 支架与 J&J Palmaz-Schatz 冠状动脉支架比较。完全闭塞的支架与 PTCA 比较。Micro Stent 支架以色列多中心研究观察完全闭塞的病变。

REFLEX GFX 研究：GFX 冠状动脉支架的再狭窄率。德国多中心对 6 个月的造影随访。

　　GFX 支架在 Guermonprez/Blanchzard 多中心法国注册研究。

第六章
Multilink 冠状动脉支架

Guidant/Advanced Cardiovascular System, Santa Clara, CA, USA

描述 可膨胀球囊支架,管状设计,多环多处连接。

历史

1. 1993 年,Ulrich Sigwart 首次报道临床应用经验。

2. 1994 年,第一次开始多中心注册研究。

3. 1995 年,在欧洲、加拿大和亚洲/太平洋开展临床应用。

4. 1996 年,在日本被证实。

Multilink 冠脉支架系统如图 6-1~ 图 6-3 所示。

目前已有四种不同的传送系统:

• 快速交换释放系统:ACS RX Multilink™冠脉支架系统(见图 6-1)。

• 快速交换高压释放系统:ACS RX Multilink™ HP 冠脉支架系统。

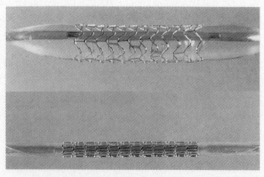

图 6-1 Multilink 支架是具有可膨胀球囊的支架,有一管状设计,
多环多处连接增强环的支撑力,具有足够的纵向的柔顺性

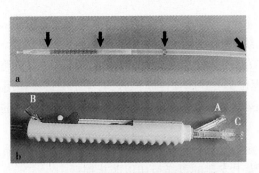

图 6-2　Multilink 冠脉支架释放系统

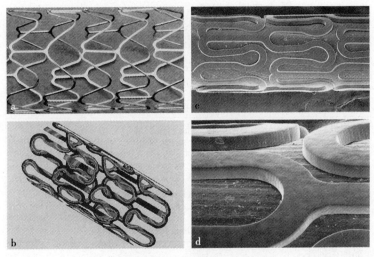

图 6-3　a. Multilink 支架的图像,展示特殊的环链设计;b. Multilink 支架的设计包括在支架施加压力的地方应用更多的金属,因为在成千上万次的心脏循环中存在持续的压力波动。计算机辅助技术和有限元素分析技术已广泛应用于 ACS Multilink 支架发展的全过程,以便能确保理想的扩张,结构的完整性和长期耐久性;c. 输送球囊上的支架波纹图像(扫描电镜,放大率 40×);d. 高倍镜(扫描电镜,300×)下可看到单个支柱的光滑表面

- 一个 over-the-wire 释放系统:ACS Multilink™ 冠脉支架系统(见图 6-2)。

• 一个 over-the-wire 高压释放系统：ACS Multilink^{TM} HP 冠脉支架系统。

这些专有的输送系统将支架卷曲在特殊的可折叠的球囊上（可折叠螺旋桨），并用弹性膜包裹，有三个关键性作用：

• 支架同心性膨胀的膨胀力的均匀分布和最佳的动脉壁的贴壁力。

• 球囊的流线型再折叠同支架展开后的快速收缩。

• 球囊上支架的可靠挤压以防止损耗。

Multilink^{TM} 支架技术规格

材料成分	316 不锈钢
不透 X 线程度（级别）	中 / 低
铁磁性	无（MRI 下安全）
金属表面积（扩张状态）	平均 15%，金属 / 动脉
骨架设计	多链连接形成的管状多环
骨架厚度	0.002 英寸（0.05mm）
外径 非扩张状态（未卷曲于球囊）	RX 4.3F RXHP 4.3F OTW：4.1F 有收缩袖，5.0F 有袖（5.7F：4.0mm）OTW HP：4.5F
纵向柔韧性	好
径向力	好；于 15.6psi 完全崩解（3.0mm）
回缩度（形状记忆）	4.8%（3.0mm）
扩张时缩短的百分比	2.7%（3.0mm 大小）
现有直径	2.5/3.0/3.25/3.5/3.75/4.0mm
现有长度 安装好的未安装	RX：15/25/35mm RX HP：15mm OTW 和 OTW HP：15mm 无

续表

现有大小	RX：2.5、3.0、3.5、4.0mm
	OTW：3.0、3.25、3.5、3.75、4.0mm
扩张度	4.1mm（最大扩张程度）
已植入支架的再通过能力	好
可供其他非冠脉类型	无

支架输送系统

RX Multilink[TM]

RX Multilink HP[TM]

OTW Multilink[TM]

OTW Multilink HP[TM]

释放机制	球囊自膨胀
膨胀机制	折叠球囊推送器包裹在弹性膜内，均匀分布膨胀力，使骨架更好的贴壁和同心性膨胀
所需指引导管最小内径	RX 15mm 所有大小：0.064 英寸（1.6mm）（4.0mm：0.072 英寸，1.8mm） RX 25mm 所有大小：0.072 英寸（1.8mm）（4.0mm：0.082 英寸，2.1mm） RX 35mm 所有大小：0.082 英寸（2.1mm） RX HP 15mm 所有大小：0.064 英寸（1.6mm） OTW 15mm 所有大小：0.075 英寸（1.9mm）（3.75 和 4.0mm：0.082 英寸，2.1mm） OTW HP 15mm 所有大小：0.064 英寸（1.6mm）
单轨运输系统	是
球囊特性	有弹性膜的折叠推送器
球囊材料	RX 和 OTW：PE 600[R] RX HP 和 OTW HP：P-FLEX PLUS[TM]
推荐的最小指引导管	0.014 英寸（0.36mm）

续表

是否预装输送导管	是
是否预装高压球囊	是
是否有保护鞘/套	是：只有 OTW 有（OTW HP 没有）
是否作为裸支架供应	否
不透 X 线标记位置	支架的近端和远端
球囊的额定爆破压力	RX 15mm 所有大小：8 个大气压（4.0mm：6 个大气压） RX 25mm 所有大小：8 个大气压（4.0mm：7 个大气压） RX 35mm 所有大小：8 个大气压（4.0mm：7 个大气压） RX HP 15mm 所有大小：16 个大气压（4.0mm：15 个大气压） OTW 15mm 所有大小：10 个大气压（4.0mm：15 个大气压）
输送球囊顺从性	低
输送简介	RX：0.058~0.063 英寸（1.5~1.6mm） RX HP：0.054~0.055 英寸（1.4mm） OTW：0.068~0.078 英寸（1.7~2.0mm） OTW HP：0.058~0.059 英寸（1.5mm）
纵向柔韧性	好
推荐释放压	RX 15mm 所有大小：6 个大气压 RX 25mm 和 35mm 所有大小：7atm（4.0mm：10 个大气压） OTW 15mm 所有大小：9 个大气压 OTW HP 所有大小：11 个大气压（4.0mm：10 个大气压）
推荐进一步球囊扩张	医生根据病变特点判断
推荐进一步膨胀	医生根据病变特点判断

续表

球囊膨胀和支架大小	等于动脉大小或大于 10%
已植入支架的再通过能力	很好
与血管匹配支架直径	等于动脉大小或大于 10%

临床应用指征

自身冠状动脉和再狭窄病变。

新产品进展

• SOLO 支架。

• DUET 支架系统。

• 为自身血管和大隐静脉移植物建立了安装和非安装支架的一个新的平台。

• 有四种长度可供选择。

Multilink 冠脉支架系统

优点	长度和柔韧性相结合 跟随性好 增强的可回缩保护袖推送(仅 over-the-wire ACS Multilink™ 冠脉支架系统) 无袖、快速转换版,适合 6F 指引导管 球囊上的合成橡胶鞘保证支架同心性扩张 在血管内超声下可见支架释放后均匀分布 适于通过分支病变 安全且准确的输送
缺点	中等的可见度

第七章
Cordis Crossflex 冠状动脉支架

Cordis, a Johnson & Johnson Company, Warren NJ, USA

描述 使球囊灵活膨胀的螺旋状"卷"由 316LVM 不锈钢构成。构成支架的单个的钢纤维具有窦状小管,一旦支架的螺旋结构形成,管壁覆盖会随之增加。

历史 Crossflex 冠脉支架的设计依据钽支架相似的结构。

1. 1990~1994 年,钽支架进行动物实验。

2. 1994 年,开始钽支架第一阶段的人体实验(日本,加拿大)。

3. 1994 年,开始钽支架第二阶段的人体试验(日本,加拿大,欧洲)。

4. 1995 年,钽支架准予用于商业用途(欧洲,亚洲,拉丁美洲)。

5. 1996 年,Q1 不锈钢 Crossflex 支架开始动物实验。

6. 1996 年,Q2 不锈钢 Crossflex 支架开始人体实验(韩国,巴西,阿根廷,哥伦比亚)。

7. 1996 年,Q4 不锈钢 Crossflex 支架准予用于商业(3.0mm 和 3.5mm)。

8. 1997 年,Q1 不锈钢 Crossflex 支架准予用于商业(4.0mm)。

9. 1997 年,开始预期性、多中心、观察性研究,EASI 研究。

技术特征

	Coil 支架	Crossflex 支架
材料构成	钽	不锈钢

续表

不透 X 线程度	极好	好
铁磁性	无铁磁性（MRI 下安全）	无铁磁性（MRI 下安全）
金属表面积（膨胀状态）	15%~18%	21%~23%
骨架设计	圆形金属丝	圆形金属丝
骨架厚度	0.127mm（0.005 英寸）	0.152mm（0.006 英寸）
网眼编织角度	无	无
未扩张前外径	1.42~1.60mm（0.056~0.063 英寸）	1.42~1.60mm（0.056~0.063 英寸）
纵向柔顺性	极好	极好
扩张缩短率	约 6%~8%（理论大小）	约 2%~5.5%
现有直径	3.0、3.5、4.0mm	3.0、3.5、4.0mm
现有长度	18mm（展开 15mm）	18mm（展开 15mm）
其他非冠脉类型	无	周边支架

Crossflex 输送系统

释放机制	金属丝上的球囊膨胀和快速交换
指引导管的最小内径	3.0mm：6 Fr，1.63mm（0.064 英寸） 3.5、4.0mm：7 Fr，1.83mm（0.072 英寸）
是否预装在输送系统	是
保护鞘 / 套	无
不透 X 线标记位置	球囊标记中央
推荐的释放压	10 个大气压
推荐进一步球囊扩张	视情况决定
已植入支架的再通过能力	好
与血管匹配支架直径	血管与支架比例为 1：1.15

Crossflex 冠脉支架如图 7-1 和图 7-2 所示。

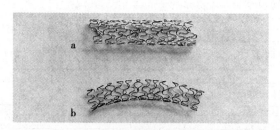

图 7-1 a. Crossflex 不锈钢支架;b. Cordis 钽支架

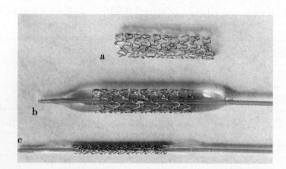

图 7-2 a. 完全释放的 Crossflex 支架;b. 位于膨胀球囊上的 Crossflex 支架;c. 卷曲的 Crossflex 支架

操作技巧

问题	解决
在支架植入前,球囊通过扭曲或病变部位时回撤指引导管	在球囊传送轴上深插入指引导管,然后用输送系统替换球囊,保持深层插入
支架穿过病变时困难	当试图通过病变时用力拉指引导丝将会使得球囊末端与血管腔同轴
未能释放支架	用大球囊再扩张
导丝再通过支架	下垂的大 J 曲线的导丝顶端穿过支架腔,如果必要,旋转导丝以确保导丝顶端不困在支架外

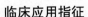

临床应用指征

自身冠状动脉:① De novo 病变;②再狭窄。

实际使用已经用于所有情况,包括冠状动脉旁路移植物,静脉和动脉。

为什么选择这种支架?

1. Crossflex 支架很柔软,容易通过扭曲血管且在释放后与血管形状有极好的一致性。

2. 新型 Crossflex 支架的射线不透性很好。它能清楚可见的准确的进行支架定位,但是没有足够的射线不透性物质来隐藏重要血管的特征和标记。相对于旧版 Cordis 支架来说,这种新型支架降低了射线不透性,在不缺失本身优点的基础上有了明显的提高。

3. 通过分支较好,可被用于一支或两支血管"Y"形分叉病变处的支架植入。

4. 铁环力量大,初期数据显示它可与大多数其他临床应用的支架相比较。

研究

1. Cordis 钽支架　涉及:①亚洲登记(桥);②欧洲登记;③欧洲试验(EASI);④加拿大试验。

2. Crossflex 支架　涉及:①南美洲登记;②韩国试验。

Cordis Crossflex 冠脉支架

优点	非常柔韧
	跟随性好
	顺应性好
	射线不透性好
	低回缩性
	能到达大多数其他支架所不能到达的位置

续表

优点	与分支匹配好 好的分叉病变处理工具
缺点	理论上有环缺口的可能性

临床研究

　　欧洲抗血小板支架调查研究（EASI）报道有 275 名患者植入这种支架，其中 44.4% 患有不稳定型心绞痛。证明了支架的柔韧性和容易输送，37.8% 释放在左前降支病变，22.5% 在回旋支病变，39.6% 在右冠状动脉病变。6 个月的主要不良心血管事件（MACE）发生率低，其中死亡率 1.8%，Q 波心肌梗死率 1.1%，非 Q 波心肌梗死率 2.5%，CABG 率 0.4%，靶病变再 PTCA 率 9.1%。与 Benestents Ⅰ 和 Ⅱ-pilot 相比，6 个月冠脉造影再狭窄率（直径狭窄 >50%）是 17.3%。

第八章
SciMED RADIUS™ 冠状动脉支架

SciMED Live System, Maple Grove MN, USA

描述 具有多阶段、柔韧槽管结构的自膨胀镍钛合金支架,由导丝回撤、远端鞘设备输送。

历史

1. 1995~1996 年,在猪冠状动脉进行试验。

2. 1996 年,第一次植入人冠状动脉。

3. 1996 年,首次进行前瞻性、多中心、回顾性研究——ESSEX 研究。

SciMED RADIUS™ 支架技术特征

材料成分	镍钛诺
不透 X 线程度(级别)	中等
铁磁性	无
金属表面积(扩张状态)	约 20%
金属回弹率	0%
骨架设计	正方形
骨架厚度	0.11mm(0.0045 英寸)
未扩张前外径	1.55mm(0.061 英寸)
纵向柔韧性	好
扩张缩短率	<5%
现有长度	14、20、31mm
目前可获得的直径	2.75~4.25mm
其他非冠脉类型	无

SciMED RADIUS™ 支架输送系统

释放机制	自膨胀
指引导管最小内径	1.83mm（0.072 英寸）
是否在输送导管上预安装	是
是否有保护鞘 / 套	有
不透 X 线标记位置	支架两端
推荐进一步球囊扩张	是
支架植入的再通过性	出色
确定支架直径	靶血管大小

SciMED RADIUS™ 支架如图 8-1~ 图 8-3 所示。

临床应用指征

1. 自身冠状动脉 De novo 和再狭窄病变。

2. De novo SVG 病变。

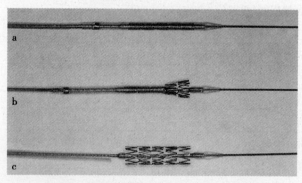

图 8-1　冠状动脉 SciMED RADIUS™ 支架

a. 为未释放状态的冠脉支架，受鞘的控制。射线不透性标记物位于约束支架的两端；b. 显示由回缩鞘部分释放的支架；c. 显示控制完全回缩后充分释放的支架，观察到支架完全膨胀后无缩短，特有的五节段支架有 Z 字形设计

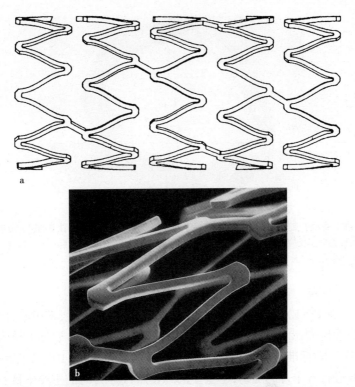

图 8-2　a. SciMED 支架图示,14mm 支架由五节段组成,在三个位置处相互连接,这种设计提供了好的无缝隙支持和高柔软性;b. 扫描电镜下完全膨胀的 SciMED 支架图片

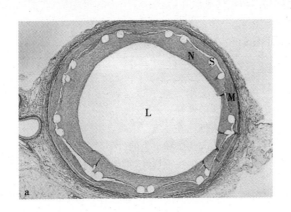

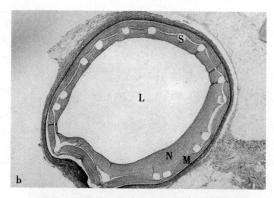

图 8-3　支架植入后 60 天的组织学切片

a 和 b 展示了支架植入 60 天后高倍镜下的骨架图像。可看到支架骨架的正方形形
状且无炎症反应。M= 血管中膜,S= 骨架孔,N= 血管内膜,L= 血管腔。a、b:弹性吉
姆萨染色 ×7.5

研究

• ESSEX(欧洲 SciMed 支架研究):①为前瞻性、多中心、回
顾性研究;②自身或再狭窄冠状动脉病变;③ IVUS 引导下植入
(MUSIC 标准);④应用阿司匹林 / 抵克力得 4 周;⑤ 103 名患者;
⑥进行 6 个月的随访;⑦主要的终止点:1 个月时的主要不良心
血管事件(MACE);⑧次要的终止点:6 个月时的 MACE 和冠脉
造影再狭窄,1997 年 6 月完成;⑨ 1 个月存活率为 97%;⑩心绞
痛症状缓解率为 91%。

SCORES(SciMed 比较再狭窄研究)

SciMED 支架	
优点	自膨胀
	跟随性好
	柔韧性好
	均匀膨胀和出色的骨架贴合血管壁
	中等射线不透性(准确释放而不受 QCA 干涉)
	无明显的缩短

续表

优点	无机械性回弹 出色的支撑 输送系统使用容易且快速
缺点	通过分支受限 仍需预扩张

第九章
AngioStent™ 冠状动脉支架

Angio Dynamics, Glens Falls NY USA

描述 球囊膨胀支架,装在一个高压、不完全顺应性球囊上,由单一的导丝呈螺旋形包裹和纵向导丝端端连接组成。图 9-1 描绘支架设计图。

历史

1. 1992 年,在新出生小猪中试验以保持动脉管的通畅。

2. 1992 年,在动脉粥样硬化猪模型的冠状动脉、颈动脉和肾动脉进行试验。

3. 1994 年 7 月 10 日,第一次植入人冠状动脉,Ziyad M.Hijazi。

4. 1995 年 4 月,欧洲和南美洲对 AngioStent 进行临床试验。

支架技术参数

材料成分	90% 铂,10% 铱
不透 X 线程度(级别)	高
铁磁性	无(MRI 安全)
覆盖表面积	3.0mm:12.5%,3.5mm:10.7%,4.0mm:9.4%
金属截面积	3.0mm:0.0019 英寸^2(1.2mm^2) 3.5mm:0.0023 英寸^2(1.5mm^2) 4.0mm:0.0025 英寸^2(1.6mm^2)
支架设计	包含螺旋
骨架设计	正弦曲线形
骨架长度	长 1.9mm(0.075 英寸)

续表

支架丝厚度	0.005 英寸（0.127mm）
纵向柔韧性	好
扩张时缩短的百分比	不超过 7%
回弹度	≤7%
膨胀幅度	5mm
辐射张力	每 1mm 偏差 2.43N
目前可获得的直径	3、3.5、4mm
现有长度	15、25、35mm
已植入支架的再通过能力（级别）	极佳

支架输送系统

1. 快速交换系统

机制	预装在一单轨高压球囊
指引导管最小内径	6Fr，0.064 英寸（1.6mm）
单轨输送系统	是
额定爆破压力	16 个大气压
射线不透性标记	是，15mm 长者位于球囊中央，25mm 和 35mm 长者有两个标记物，支架在其中间
输送球囊顺应性	不完全顺应性，16 个大气压下过膨胀 10%。10 个大气压下达到近似直径
纵向柔韧性	很好
推荐释放压	12~15 个大气压

2. 支架输送系统（SDS）（仅 15mm 长支架）

机制	球囊膨胀
指引导管最小内径	8Fr，0.082 英寸（2.1mm）
是否预装在高压球囊	是

续表

是否有保护鞘	是
额定爆破压力	15 个大气压
射线不透性标记	两个在球囊,一个在保护鞘
输送球囊顺应性	不完全顺应性,15 个大气压下过膨胀 10%。10 个大气压下达到近似直径
纵向柔韧性	很好
推荐释放压	12~15 个大气压
输送导管直径	5 Fr

AngioStent™ 冠脉支架如图 9-1、图 9-2 所示。

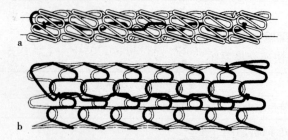

图 9-1 AngioStent™ 图解

a. 未膨胀支架;b. 膨胀的支架,观察到纵向导丝缠绕支架

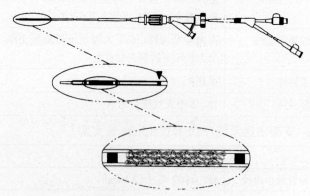

图 9-2 支架输送系统图解,箭头指向保护鞘的环

输送技巧

问题	解决
1. 鞘不能回撤	回撤支架到指引导管,露出一半支架,再推进并尝试回撤鞘
	如果不能撤回鞘,再次回撤支架到指引导管,完全暴露然后再推进
	如果鞘不能撤回,回撤整个系统
2. 支架植入后血管不透明问题	用盐水冲洗跟随对比
	频繁播放
	用大孔(0.084 或 0.086 英寸)8 Fr 指引导管
3. 在扭曲血管内释放后的支架影	有时,支架在扭曲血管内释放后的影像可能不太准确,这点心内科医生应该已经考虑到(相对于刚性、槽管支架)。这只是反映了一个事实,即支架符合原来的形状和血管的几何学。因此,在这种血管中支架本身不规则很常见。在这种情况下可进行血管内超声试验,结果显示完全开放支架骨架贴壁良好

临床应用指征

1. De novo 冠脉病变

• 对分支病变有优势。

• 曲折病变和非主动脉冠状动脉开口病变的最佳选择。

• 由于铂有很低的血栓形成力,AngioStent 可能可被用于急性心肌梗死和(或)病变内存在血栓的患者。

• 将来会需要做磁共振成像(MRI)的患者。

2. 再狭窄病变

3. 保持导管依赖性先天性心脏病患者动脉导管开放

为什么选择 AngioStent?

1. 低糙度,可使用 6F 指引导管(内径 0.064 英寸)。

2. 出色的柔韧性,可通过最弯曲的血管。

3. 由于射线不透性可精确放置,这点对于开口和分支病变有重要优势。

4. 辐射强度使支架很适合钙化病变。

5. 独特的盘管设计能够保护分支,出色的柔软性和辐射强度。而且,发生支架移动或栓塞事件,作为单线取出是可能的。高压球囊可节约时间,减少手术费。

研究

过去	• 非随机性,在欧洲和南美洲公开登记
现在	• 1997 年底向 FDA 申请一个对 J&J 支架的随机试验
随机性登记	• 瑞士多中心 AngioStent 登记试验(长病变 >15mm),临床随访 6 个月,一部分患者在 6 个月随访时会接受冠脉造影随访检查

第十章
FREEDOM 冠状动脉支架

Global Therapeutic Inc, Broomfield CO, USA

描述　球囊扩张支架的单导丝鳞斑状支架。

历史

1. 20 世纪 90 年代早期,进行了猪的活体实验。

2. 1994 年 5 月,法国医生 Bernard Chevalier、Clinique du Nord 在巴黎实施了第一例人体 freedom 支架植入术。并发展个体化了的支架制作。

3. 1995 年,第一次在右冠状动脉的血管重建中植入了长度为 40mm 的可释放支架。

4. 1995 年 10 月,第一次在内径为 5.0mm 大隐静脉移植物中植入了长度为 40mm 的可释放支架。

支架技术参数

材料	316LVM FW 不锈钢丝
辐射不透明度级别(等级)	中等
强磁性(或者磁性)	无强磁性(MRI 安全)
金属表面积(未膨胀状态)	3.0 血管:15.4%
	4.0 血管:10.7%
支架设计	圆形导丝
网格厚度	0.177mm(freedom force:0.2mm)
膨胀前状态	0.054 英寸(freedom force:0.060 英寸)
纵向柔韧性	良好
膨胀后缩短百分比	<5%

续表

现有支架直径	2.5~6.0mm
现有支架长度	16、20、24、26、30、36、40、46、56mm
其他非冠脉类型	血管

支架输送系统

打开机制／方式	球囊
指引导管的最小内径	0.062 英寸,6Fr compatible
释放球囊是否需要预装支架	是,裸支架也是如此
是否具有保护鞘管或保护帽	没有
是否具有射线不可穿透的标记	没有
推荐的释放压力	12atm
是否可行再次球囊扩张	如果造影结果不满意
已植入支架的通过性(级别)	容易
直径范围	(1.0~1.2)× 参考直径

Freedom 冠脉支架如图 10-1 所示。

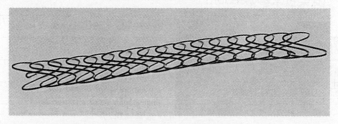

图 10-1　冠脉可释放支架
这种单导丝的球囊扩张的鳞状支架的长度可以从 12mm 到 60mm 不等

支架释放／推送的要点和技巧

1. 以任何传统冠脉球囊按照球囊／血管 1∶1.2 的比例做预扩张,但要保证球囊要完全膨胀。

2. 再次通过球囊(再次以球囊通过扩张区域),评价潜在的阻力。

3. 清理,抽瘪球囊,并保持球囊保持负压状态。

4. 把支架安装装置滑向球囊远端的管腔内,小心的推送以保证支架安放装置包住球囊。在预装支架以前,这(保证支架安放装置完全包住球囊)是很重要的。

5. 把支架安放装置拉离球囊从而暴露球囊的全长。小心地把安放装置上的支架滑向球囊,支架要放在球囊的中心位置。

6. 用手指沿着球囊逐渐把支架压在球囊上面。

7. 检查以确定支架是否已固定于球囊之上,保证支架在打开之前将不会发生移位和脱落。

8. 先检查指引导丝的位置,再推送支架。

9. 支架的释放压力为 8~14atm。

临床应用指征

Freedom:冠脉原发病灶以及静脉移植物 2.3~3.5mm。

Freedom Force:冠脉原发病灶以及静脉移植物 3.2~2.5mm。

为什么选择 Freedom 冠脉支架?

1. 冠脉 Freedom 支架是一种低糙度的柔韧支架,即使使用长度较长的该种支架的时候其仍然具有很强的可塑性。

2. 鳞斑状网格设计使其在中等的释放压力(8~12atm)下即保证了合适的同轴性。

第十一章
PARAGON 冠状动脉支架

Progressive angioplasty systems Inc.Menlo Park，CA，USA

描述　PARAGON 支架系统的设计理念融合了非磁性合金支架的优点，并对先前的技术缺陷做了改善，尤其体现在更为合理的射线穿透性、更好的附着于支架输送系统、更好的可塑性、更小的膨胀前体积以及更为出色的挤压抵抗力从而使其可以更为容易的通过边支。

历史　PARAGON 支架系统是在第一代镍和钛的非磁性合金球囊扩张支架的基础上发展起来的新一代的 ACT 支架系统。

支架技术参数

材料成分	镍钛合金
不透 X 线程度（级别）	中等
铁磁性	无（MRI 安全）
金属表面积（扩张状态）	约 20%
支架设计	由开缝钢管裁剪的正弦波样互连扁平网格（网眼）
骨架宽度	0.0072 英寸（0.18mm）
骨架厚度	0.006（0.15mm）
未释放前外径	0.052 英尺（1.32mm）
纵向可塑性	好
释放后缩短百分比	1%~2%

续表

现有支架直径	根据释放球囊 2.75~4.0mm 不等
支架膨胀内径	可达 5mm
现有支架长度	9、16、26、36mm
回缩百分率	5%~10%

支架输送系统

释放机制	球囊释放
指引导管的最小内径	0.062 英寸（1.6mm,6F）
是否预装在输送球囊	是
是否有保护鞘／套	否
不透 X 线标记位置	支架在正常的透视下可视，为了进一步增加在支架放置时的可视性分别在支架球囊的两端放置了标记
推荐释放压	8~16atm
推荐进一步球囊扩张	由术者决定
已植入支架的再通过能力（级别）	极佳

PARAGON 支架（16mm）释放后内径（去球囊）数据

支架内径（mm）	7（命名压）	9（额定爆破压）	12（平均爆破压）
2.75	2.63	2.71	2.85
3	2.82	2.96	3.24
3.5	3.46	3.61	3.71
4	3.72	4.2	4.1

在输送球囊导管上的 PARAGON 支架内径

支架大小（mm）	2.75	3.0	3.5	4.0
支架内径（mm） （英寸）	1.3 0.051	1.35 0.053	1.36 0.054	1.43 0.056

PARAGON 冠脉支架如图 11-1、图 11-2 所示。

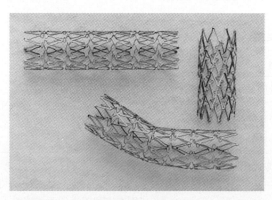

图 11-1　未预装的 PARAGON 支架，图中展示的是长度分别为 9mm 和
16mm 的支架

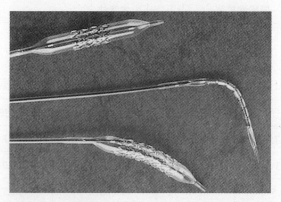

图 11-2　预装于支架球囊上的 PARAGON 支架，图中展示了其小巧的
膨胀前体积以及优良的可塑性

临床应用指征

PARAGON 支架可以拥有多种用途。但由于其拥有优良的可塑性、非透射 X 线以及较强的可通过性使得它在如极度扭曲的病变、分叉病变以及多支架植入等手术策略中可以发挥重要的作用。

第十二章
TENSUM 冠状动脉支架

Biotronic GmbH, Berlin, Germany

描述 这是一种球囊释放的管状沟槽样单管支架,其表面被覆一层非晶形的加氢碳化硅成分的陶瓷半导体的涂层。长度为 4.2mm 加氢碳化硅成分的管状沟槽样部分由长度为 0.5mm 的结合部连接起来。

历史

1. 1993 年,猪活体实验。

2. 1995 年,第一例人体冠脉支架置入。

3. 1996 年,进行了单中心观察了 100 例植入本支架的冠心病患者。

支架技术参数

材料成分	a-SiC;H 涂层的钽
不透 X 线程度(级别)	高
铁磁性	无(MRI 安全)
金属表面积(扩张状态)	约 14%
金属表面积(未扩张状态)	36%
金属横截面积	$0.13mm^2$(0.0002 平方英尺)
支架设计	管状沟槽样
骨架设计	长方形
骨架宽度	0.0031 英寸(0.080mm)
骨架厚度	0.006 英寸(0.15mm)

续表

网孔编织角度	120°
未释放前外径	<1.0mm
纵向可塑性	中等
释放后缩短百分比	<7%
膨胀范围	2.5~4.0mm
径向力	高
现有支架直径	2.5~4.0mm
现有支架长度	8.9、13.6、18.3mm
回缩百分率	<5%
再次通过已植入的支架的能力	好
其他非冠脉支架类型	尚无

支架输送系统

释放机制	球囊释放
指引导管的最小内径	0.064 英寸（1.6mm，6F）
是否预装在输送球囊	是，可以快速交换
是否有保护鞘 / 套	否
不透 X 线标记位置	支架全长均不透 X 线
推荐释放压	8atm
推荐进一步球囊扩张	否
已植入支架的再通过能力（级别）	极佳
支架直径的定型	尽量与血管内径相似，最好不要超过 4.5mm

TENSUM 冠脉支架系统如图 12-1~ 图 12-3 所示。

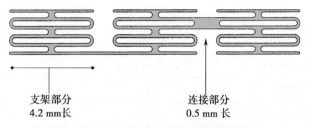

支架部分　　　　　　　　　连接部分
4.2 mm长　　　　　　　　　0.5 mm 长

图 12-1　TENSUM 冠脉支架的结构模式图

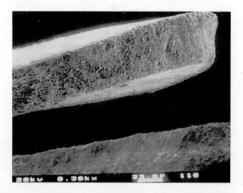

图 12-2　Biotronik TENSUM 支架的电镜扫描图

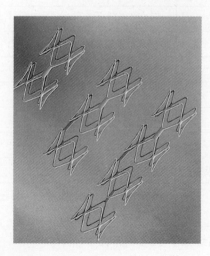

图 12-3　TENSUM 支架
系统
本支架系统拥有不同的构
型，如 TENSUM-2（8.9mm）、
TENSUM-3（13.6mm）以及
TENSUM-4（18.3mm）

TENSUM 临床应用指征

本支架系统的高度的非 X 线的透射性使其适合在需要精确定位的支架植入中应用。所以 TENSUM 支架非常适合于开口病变,或者一个主要分支的近端和远端病变以及分叉近端病变等类型的支架植入。

第十三章
TENAX 冠状动脉支架

Biotronic GmbH, Berlin, Germany

描述　TENAX 冠脉支架是一种 316L 不锈钢高顺应性球囊扩张管状沟槽样设计的支架,其表面被覆一种加氢碳化硅成分的低致栓性的半导体陶瓷涂层,为增加其可视性,在支架的两端还特别设计了不透 X 线的标记,本支架系统可以有未经预装的裸支架以及经过预装的支架(可快速交换)两种。

历史

1. 1997 年,进行了第一例人体冠脉支架植入术。
2. 1997 年,启动了单中心的注册研究

支架技术参数

组成材料	316L 不锈钢,表面被覆一种加氢碳化硅成分的低致栓性的半导体陶瓷涂层
不透射 X 线的程度	中等到低等,在支架的两端都有不透射 X 线的标记环
铁磁性	无(MRI 安全)
金属表面积(膨胀后)	14%
金属表面积(未膨胀)	36%
金属横截面积	$0.13mm^2$(0.0002 英寸 2)
骨架设计	管状沟槽样
骨架厚度	0.080mm/0.0031 英寸
未膨胀前外径	<1.0mm

续表

纵向顺应性	高
膨胀后缩短百分率	无
膨胀范围	2.5~4.5mm
机械性回缩程度	低
辐射张力	高
现有支架内径	2.5~4.5mm
现有支架长度	10、15、20、25、30、35mm
已植入支架的再通过性	良好

支架输送系统 / 装置

释放机制	球囊释放
所需最小指引导管内径	6F
是否预装于输送系统	是,可快速交换,拥有较小的通过体积 <1.0mm
支架固定方式	Fixedgrip
膨胀方式	Propwrap
保护鞘	否
Marker 的位置	位于支架的两端
推荐释放压力	8atm
是否推荐再次扩张	可以,12~14atm
已植入支架的再通过性	良好

TENAX 冠脉支架如图 13-1~ 图 13-4 所示。

临床应用指征

TENAX 冠脉支架可以应用于原位病变和桥血管的 PCI 治

疗,较好的可视性使其可以较为精确的定位,故应用于开口可分叉病变。又由于其具有多种长度规格,所以又为局限和弥漫性病变支架选择提供了选择的余地。

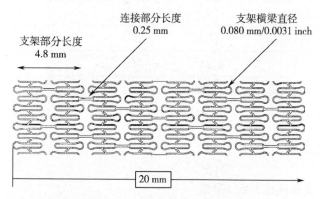

连接部分长度
0.25 mm

支架横梁直径
0.080 mm/0.0031 inch

支架部分长度
4.8 mm

20 mm

TENAX   15 mm/20 mm/25 mm/30 mm
TENAX短10 mm
TENAX长35mm

图 13-1　TENAX 冠脉支架技术模式图

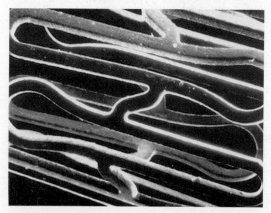

图 13-2　未经膨胀的 TENAX 支架电镜扫描图

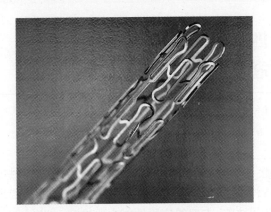

图 13-3　TENAX 支架照片

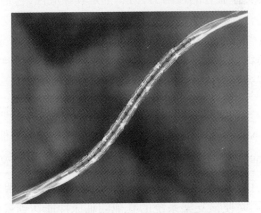

图 13-4　预装的 TENAX 支架照片

第十四章
NIR 冠状动脉支架

Medinal Ltd, Tel Aviv, Israel

描述 新一代的 NIR 支架是基于多数医生心目中理想的新功能特性支架的设计理念来设计研发的,目的是克服第一代支架许多的缺陷。支架的应用性能主要决定于两个重要的方面:一是支架支撑血管的径向力,另一个是其顺应性,它是支架在释放之前能否顺利到达靶病变的主要决定因素。保证支架通过性的顺应性结构和提供支撑力的刚性结构之间的根本矛盾,使二者不可兼得,第一代支架的设计者往往只能选择其一。这种典型的矛盾表现为:

支架	径向力	顺应性
Palmaz-Schatz	高	低
Gianturco-Roubin	低·	高

新一代 NIR 支架的设计初衷是克服第一代支架系统的传统缺陷,同时使该支架系统的其他的临床性能达到最优化。研究人员注意到,支架的两种基本特性在 PCI 手术过程中并不是同时需要的,而是在两个相对独立的时间段内。①顺应性或者是通过性只是在支架的插入、推送直至支架释放过程中所需要的;②支撑力(刚性)是自支架释放开始对血管壁提供长久的支撑力所需要的。

所以理想的支架几何结构应当满足如下特性:在支架的推送过程中拥有最大的顺应性,支架一旦打开,则具有最优的支撑力。

支架技术参数

材料成分	不锈钢
不透 X 线程度（级别）	中等
铁磁性	无（MRI 安全）
金属表面积（扩张状态）	11%~18%
金属回缩百分比	<1%
骨架设计	正方形
未释放前外径	<1.0mm
纵向可塑性	释放前优良,释放后低等
释放后缩短百分比	<3%
现有支架直径	2.5~5.0mm
现有支架长度	9、16、25、32mm

支架输送系统

释放机制	球囊释放
指引导管的最小内径	0.064 英寸（1.6mm,6F）
是否预装在输送球囊	是
是否有保护鞘／套	否
不透 X 线标记位置	支架两端
推荐进一步球囊扩张	否
已植入支架的再通过能力（级别）	极佳
支架直径的定型	尽量与血管内径相匹配

NIR 支架系统如图 14-1、图 14-2 所示。

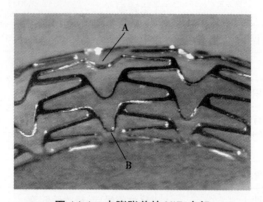

图 14-1　未膨胀前的 NIR 支架
支架被分割成多种不同小格,曲线以内的小格要比外面的所对应的小格短

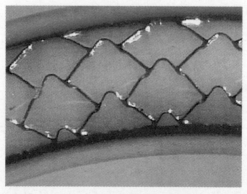

**图 14-2　膨胀的 NIR 支架,支架骨架垂直部分拉直与水平部分结合,
使骨架的边缘形成一条直线,这种结构拥有良好的支撑力**

临床病例

以下是应用 NIR 支架治疗的病例,其来自于 Colombo、Almagor、AiMario 等于 1995 年在米兰的 Certro Cuore 医院所做的初步研究(飞行员研究)。

患者为 LAD 弥漫病变,放置两个支架(轻微重叠)后 LAD

造影结果尚可,但 D1 内尚遗留孤立病变。通过支架的网眼退送入 Ace 球囊表明了主支支架术后边支的可通过性。

（1）技术参数

材料成分	不锈钢镀金
射线不透过性	优秀
铁磁性	无
金属区（膨胀状态）	11%~18%
金属回缩	<0.5%
构架设计	圆正方形,由柔顺至坚韧转换
构架厚度	0.1mm/0.004 英寸
无膨胀框架	<1.0mm（0.04 英寸）
纵向柔顺性	植入前后由柔顺变坚韧
扩张缩短率	<3%
扩张直径	2~5mm
长度	9、16、25、32mm
其他非冠脉类型	周边支架,长度 14、19、39、59mm,直径 5~12mm

（2）新特征:2 个主要新特征即预安装系统和 NIROYAL 镀金、射线不透过。预安装系统,即 NIR PRIMO,特征是 NIR PRIMO 支架预安装在变动后的 VIVA PRIMO 球囊导管（来自 SciMED）当不需卷缩支架时,预安装系统节约时间。通过更好和更一致的卷缩增加安全性。该系统特征还表现在一弹性短环插至支架前球囊下,这样增加支架前球囊的直径,并产生一"坝"防止支架自球囊滑脱。

NIROYAL 支架是为增加射线不透过性而镀金的 NIR。该支架大大地改善的射线不透过性在支架打开前后均清晰可见。

NIROYAL 支架射线不透过性对于医生判断支架位置是十分重要的,尤其是在多个支架的情况下判断是否有支架间的重叠,以及要求准确定位的分叉和开口处支架的判断。

第十五章
BARD XT 冠状动脉支架

爱尔兰 Bard 公司

描述 是一种球囊扩张、由离散的 2.15mm "之"形模块安装在柔顺的脊骨上。

历史

1. 由 Enzo Borghi 创建于意大利的 Bologna。

2. 1995 年 10 月,首次用于冠状动脉。

3. 1996 年 9 月,裸支架用完整的安装工具由 CR Bard 释放(如同 XT)。

4. 1997 年 6 月,预安装式快速地更换 Bard Samba 依赖球囊释放。

支架技术参数

材料	316VM 不锈钢
射线不透过性	脊骨模块连接可见, "之"形模块可见
铁磁化	316VM 钢(磁共振安全)
骨架	0.006 英寸(0.15mm)圆线
骨架角度	扩张至接近 40°
纵向柔顺性	很高
传送缩短	无
直径	2.5~4.0mm
长度	6、11、15、19、24、30、37mm

支架输送系统

开启机制	球囊可扩张
指引导管	>6Fr
预安装	安装工具用于预安装及裸支架
不透射线标志位置	预安装式有球囊标志,X线可视的脊骨使裸支架定位准确
生成压力	8个大气压达到高轮辐向环状,无理论上的上限。如果支架扩张超过一定限度,轮辐向支撑力丧失,支架性能降低
进一步球囊扩张压	无
植入后适应性	好
支架直径大小	管腔大小 +0.5mm

1. 轮辐向支撑强度

（1）说明

1）在柔顺管腔内支架均衡的压至所选择位置。该位置外部压可记录。

2）外部压增至 0.67bar,然后释放。可以测量支架在压力诱导变形后的恢复情况。

（2）结果

1）变形后平均压

2.5mm 直径 XT:0.61bar。

4.0mm 直径 XT:0.60bar。

2）加压 10Psi 后平均恢复

2.5mm 直径 XT:原直径的 96%。

4.0mm 直径 XT:原直径的 100%。

2. 管壁覆盖

2.5mm 直径 XT:金属 / 动脉壁 =23.4%

4.0mm 直径 XT:金属 / 动脉壁 =13.5%

3. 最大扩张直径 1.45mm（0.057 英寸）

BARD XT 冠脉支架如图 15-1~ 图 15-4 所示。

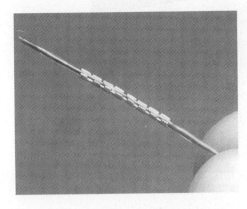

图 15-1　支架在未充气的球囊上

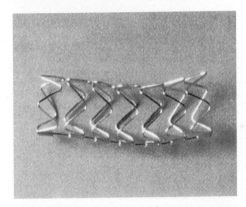

图 15-2　打开的支架

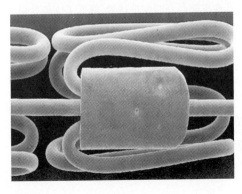

图 15-3　电镜扫描（SEM×45）示水平柔顺的脊骨与"之"形模块的结合处，在结合处外表的三个小缺口是连接点

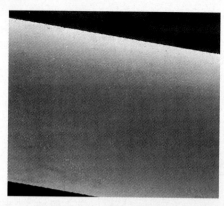

图 15-4   SEM × 450 高度精良、清洁 316VM 0.006 英寸线用于支架

操作技巧

问题	解决
1. 定位准确	X线下可见脊骨标记支架近、远末端
	打开前支架容易前进和后退
	操作者能决定安装裸支架的近（如因起始处弯曲而防止植入时阻塞左主干）或远（如自对角支开口处植入防止支架自对角支远端的过大球囊脱落）
	对称地将预安装支架放置传送球囊并以标记定位
2. 经济	裸支架容易被充气的球囊安装
	安装工具在支架打开时保护球囊，降低了支架变形对球囊的损伤
	限制高压依从性球囊允许支架打开后可进一步使用
3. 长病变	多个支架可安装在同一球囊
	长度达到37mm
4. 侧支	即使脊骨明显地突出于侧支开口之上，独立的模块设计使其容易通过侧支

续表

5. 小分支	安装裸支架去掉 3 肋条,其余 3 肋条形成三角形状保护球囊(<3.0mm)
6. 钙化病变	支架到达钙化处,在低充气压下产生高轮辐压力。在重度钙化血管内可见好的血管造影和血管内超声

临床应用指征

1. 在大小和长度方面无特殊的禁忌证。

2. 准确定位性好(通过脊骨显像)不妨碍对病变的评价(仅模块可见)。

3. 可能有利于主干血管植入支架后需要保护的侧支血管。

4. 可能有利于将多个支架植入精确位置——经多条途径或用同一球囊传送多个支架。

5. 可能有利于到达弯曲血管的病变处。

6. 可能有利于钙化病变的需要——在低开启压下获得较大支撑力。

研究

Bard XT 支架在意大利城市博洛尼亚由 Enzo Borghi 设计,1995 年 10 月首次用于冠脉循环。该设计独特的将独立"之"形模块安装在灵活的脊骨上。使用时支架不缩短,完全打开时"之"形模块的转折角度约 40°。在低压(8bar)下模块达高度环状产生高轮辐向支持力。除安装在脊骨上外,每个"之"形模块相互间是独立的,因此模块能随着血管口径变小而扩张程度不同。支架材料是 316L 真空不锈钢,脊骨与"之"形架的连接点在 X 线下显示为一系列点状结构,因而可精确定位。

对该支架 6 个月的临床评价在 1995 年 10 月至 1996 年 4 月,41 例患者植入 61 个支架。该研究旨在一小规模试验患者中确立支架的有效性和安全性。1996 年 9 月裸支架用一完整的安装工具释放;到 1997 年 7 月应用的支架接近 8000 个。1997 年 7 月预安装支架释放——尤其是一理想支架安装在大小合适的 Samba Rely 球囊,并且球囊的近、远端被标记。

1997 年 9 月使用裸支架时,Bard 在国际范围内搜集了 10% 应用支架的效果。1997 年 7 月在欧洲和南美国家的 34 个心脏中心建立 560 例患者,收集 650 个手动裸支架应用的情况。临床患者的病变血管的大小和类型无限制性。已经收集的数据包括介入治疗前的表现、程序指标、住院相关程序指标。长期结果在将来每间隔 6~12 个月进行采集。

560 例患者中,急性或不稳定冠脉综合征占 58.5%(急性心肌梗死、梗死后或不稳定型心绞痛)。平均血管大小为 3.05mm,变动于 1.5~4.0mm。安装的裸支架长度为 6、11、15、19mm。所有支架中 30% 以上由 6Fr 指引导管传送,共植入 650 支架,9 个未能到达靶血管、4 个未能通过、2 个迁移。传送成功率是 97.7%。

与患者的临床表现一致,A 型病变仅 12%,来自医院内的结果与病变类型紧密相关。选择单一病变治疗后,分析心肌梗死(以心肌酶升高确定)的发生率、再次介入和死亡率。结果显示单一病变治疗后,住院期间无并发症出现;C 型病变心肌梗死的发生率是 25%;再次 PTCA 率是 7.1%;建议 CABG 率 3.6%;在规定时间内死亡率是 3.6%。

Bard XT 支架家族是十分有用的。支架的设计使其容易、准确地安放在靶病变位置,并在较低扩张压下达到高度环状。住院期间简单病变的治疗效果十分好,这是作者经收集的数据得出的结论。迄今再狭窄率与其他支架相同。

优点	可视、可精确定位
	扩张后的支架仍然可视,益于植入后造影评价
	扩张程度随血管逐渐变细而变
	低扩张压可产生良好环状和轮辐向支撑力
	不过度扩张

续表

优点	对弯曲血管良好的适应性 不损伤侧支 优良裸支架安装 程序化 单一球囊可用于开始扩张、传送裸支架、最终扩张 可用预安装支架
缺点	在通过长弯曲钙化病变时因柔顺性而受限 无包被

第十六章
BESTENT 冠状动脉支架

Meditronic Instent，Minneapolis MN，USA

描述　为盘旋形球囊扩张、不锈钢、终端不透射线镀金标志支架。盘旋放射形长骨架在打开时旋转性形成独特的相互交叉连接。这种旋转连接的特征是相对较低压力集中，其独特的扩张变形确保了扩张时无缩短、压力沿轮辐方向均匀分布达到理想强度。支架两端不透射线镀金标志定位。

历史

1. 1995 年工艺设计、开始动物实验。

2. 1996 年初，首次在南非的开普敦、以色列的海法、意大利的米兰、荷兰的鹿特丹植入人体。

3. 1996 年，欧洲 8 个中心首次评价 BESTENT 对不同冠脉病变的疗效。

4. 1997 年初，同意投放市场。

支架技术参数

材料	不锈钢 316L
射线不透过性	中等至低等，支架两端不透射线标志
铁磁化	无
MRI	MRI 安全，产生小的图像干扰
金属表面积	未扩张时 26%（BES）、32%（BEL），扩张后 15%~18%（BES）、1%~19%（BEL）
支架设计	圆柱状插入盘旋网络、无焊接点

续表

骨架设计	长方形
骨架尺寸	放射状 110μm × 70μm(0.004 英寸 × 0.0033 英寸)
长	1.75μm × 70μm(0.003 英寸 × 0.0033 英寸)
骨架角度	90° 连接,旋转扩张
轮廓	未扩张 1.7mm,扩张 2.5~5.5mm
安置在球囊	依赖于球囊,小于球囊 1mm,对于 beStent Artist™,最大 1.2mm
纵向柔顺性	高
扩张缩短	无
扩张范围	BES 2.5~3.8mm,BEL3.0~5.8mm
回缩程度	<5%
轮辐向力	抵抗至少 450mm
长度	8、15、25mm
大小	BES 型 2.5~3.0mm 血管
(推荐血管大小)	BEL 型 3.0~5.5mm 血管,最小 2.0~2.5mm
植入适应性	多支架成功穿过
其他非冠脉类型	用于周边血管的 VIP 支架,直径 6~10mm,长度 20、40、60mm

支架输送系统

展开机制	球囊扩张
膨胀机制	膨胀产生非压力性连接转动,使支架不缩短并直角锁定支架最大轮辐向压力
指引导管最小外部直径	指引导管兼容性决定于球囊类型,低轮廓球囊可用 6Fr 指引导管

续表

预安装在高压球囊	6431 型（Artist™ 预安装在快速交换球囊）
球囊材料	聚酰胺
指引导丝腔	0.014 英寸（0.004mm）兼容性
最小推荐指引导管	6Fr
保护鞘	无
不透射线标志位置	标志在支架末端，球囊有一中心标志
球囊额定充气压	14 个大气压
传送球囊依从性	不完全依从（14 个大气压下较正常直径增加 0.2~0.3mm）
传送轮廓	Artist™ 安装的支架是 1.2mm
沿导管纵向柔顺性	高
推荐扩张压	8~12 个大气压
推荐更高球囊扩张压	根据需要
球囊膨胀和支架大小	轻度或完全预膨胀，BES 系列用于参考直径小于 3.0mm，BEL 系列用于参考直径大于 3.0mm 高压球囊在 12~14 个大气压下，用于最终扩张

BESTENT 支架如图 16-1~ 图 16-3 所示。

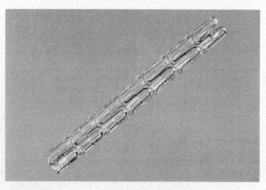

图 16-1　未安装、球囊扩张 BESTENTt 支架

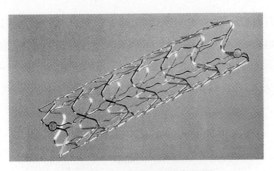

图 16-2 打开的预安装支架图

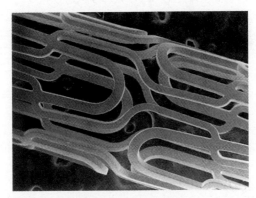

图 16-3 支架电镜图

操作技巧

BESTENT 的植入原则上同其他球囊扩张支架。选择自动安装型时,开始需用高压球囊以用于后来的高压扩张。指引导管的范围在 6~8Fr,可根据操作者的喜好或球囊类型。固定支架卷曲,同时血管成型导丝保护球囊腔。在卷曲末端支架牢固连于球囊而无滑动。如果血管过度扭曲,建议另一导丝支持。传送支架建议用易变形球囊。

支架可用末端标志定位,因支架无缩短,支架定位准确。推荐开始扩张压用 8 个大气压。球囊膨胀后要重新定位以免突向支架远端,扩张压用 12~14 个大气压。在支架标志下,可以容易地按顺序植入,多个支架不造成重叠。植入多个支架时,一般是由远及近。然而,如果需要,可以小心地穿过近侧,再植入远侧。对于预安装型(Artist)建议预扩张和展开,传送时再用高压球囊进行。支架的展开机制见图 16-4。

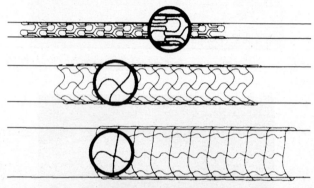

图 16-4　支架展开机制图

展开时直交十字连接转动、盘旋的骨架沿纵向和轮辐向双向伸直。"转动的连接"(放大)是支架内压力均匀分配、无缩短、扩张压力集中于轮辐方向的主要机制

为什么选择 BESTENT?

盘旋形设计允许均等的压力分配、无压力转动连接和正交锁定机制。因而确保了导管的柔顺性和表面光滑。无压力转动连接使支架无缩短,加上射线不透过标志,使其在开口、分支病变处定位准确。转动连接形成的正交锁定满足支架优化轮辐向强度。具备良好柔顺性,允许支架通过困难部位。尽管金属覆盖少,平坦、均匀的设计优化其支撑特性。许多难度大病例呈现平滑血管造影外观,无斑块突出于支架。所以,均匀易变轮廓性、柔顺性、不缩短、末端标志、含金属低支架、轮辐向支持力强等特性的结合,为导管实验室提供高度通用支架,用于治疗广泛范围的病变。Artist 支架增加用单一装置完成快速传送、安置和后扩张的优点。

BESTENT 先驱评价

试验目的	评价在不同病变的性能和安全性,评价短、长期临床事件
患者数量	450
中心数量	21
随机 / 注册	注册
注册评价最满意支架(ROSE)	
试验目的	评价血管造影和简单病变的再狭窄
患者数量	120
中心数量	18
随机 / 注册	注册
小血管支架植入	
试验目的	比较 BESTENT 和 Wiktor 支架与 PTCA 在长病变中的疗效
患者数量	400 例 / 队
中心数量	25~40
随机 / 注册	随机
支架在小动脉(SISA)	
试验目的	评价 BESTENT 植入小动脉有效性能和安全性
患者数量	350
中心数量	20
随机 / 注册	随机
血管内超声评价支架安置压	
试验目的	用血管内超声评价 BESTENT 支架理想安置压
患者数量	30
中心数量	3
随机 / 注册	注册

文献回顾

BESTENT 支架首先由 Beyar 描述,自 1996 年 2 月以来在患者中研究。BESTENT 支架的先驱研究(1A)包括 8 个中心认真注册的 217 例患者,病变类型涉及原发病变、再狭窄和急性病变。尽管研究不是严格控制以及一些数据是回顾性,但它显示 BESTENT 支架在不同病变中的表现。下面显示 Beyar 等报告的住院期间的结果。支架植入的血管多数存在长度大于 10mm 的复杂病变。大多数患者用单支架覆盖病变(72%)。尽管病变形态复杂,住院期临床成功率高(97%)。死亡 2 例,1 例术后 2 天死于肺栓塞,14 天后 1 例腹膜后出血死于休克和脓毒血症。近期发表的单中心研究显示支架的安全性和有效性。

先驱 BESTENT 评价:病变、血管、支架分布(255 个支架、194 例患者)	
右冠脉 / 左前降支 / 左回旋支	40%/38%/21%
A/B1/B2/C	15%/20%/28%/36%
平均病变长度	16.6mm
离散(<10mm)/ 管状(10~20mm)/ 弥漫(>20mm)	11%/65%/23%
支架长度(15/25/35mm)	48%/37%/15%
每个患者支架数(1/2/≥3)	72%/22%/6%

程序(住院)结果	
植入成功	97%
增加的支架	9%
失败	3% 未到达病变处,1 例栓塞
Q 波心肌梗死	0.50%
死亡(非心源性)	1%

1 个月和 6 个月结果:多数晚期事件重复介入治疗,无晚期死亡或心肌梗死,见下表。

先驱 BESTENT 评价:1 个月和 6 个月临床结果(累计)

	1 个月(n=185)	6 个月(n=175)
无事件	96.9%	82.9%
死亡	1.5%	1.5%
Q 波或非 Q 波心肌梗死	1.5%	1.5%
冠脉旁路移植术	0.5%	1.5%
TLR	0.5%	10.3%

　　BESTENT 支架的先驱评价显示,该支架治疗用于复杂和简单病变的多种类型,并取得高成功率和低并发症率。长期结果显示可接受的再次介入率和损伤。该研究为新的研究建立了台阶,如 ROSE(注册评价满意支架)、长病变研究(SUCCESS),这是严格控制的评价临床事件和造影证实再狭窄的研究。治疗短病变用 15mm 支架覆盖。ROSE 研究包括 120 例患者,男性 77%,糖尿病 15%,PTCA 后 21%,多血管病变 27%。

　　ROSE 研究的急性期和 30 天结果概括如下:

　　1. ROSE 研究结果(注册评价满意支架)

病变和血管分布	
右冠脉 / 左前降支 / 左回旋支	31%/39%/30%
A/B1/B2/C	12%/27%/59%/2%
完全阻塞	3%
平均病变长度	8.43mm

　　2. 程序结果

植入成功	99%
增加的支架	9%
失败	1 个支架丢失
非 Q 波心肌梗死	1%
死亡 / 心肌梗死	0/0

1 个月临床结果

无事件	97.5%
死亡	0
心肌梗死	0
冠脉旁路移植术	0
重复 -PTCA	0

3. 定量血管造影分析

数据	术前	术后
直径狭窄百分数	66%	17%
最小腔径(mm)	0.96	2.52
参考直径(mm)	2.85	3.04
绝对获得(mm)	–	1.55

第十七章
PURA 冠状动脉支架

Devon Medical, Hamburg, Germany

　　第一个 PURA 支架于 1995 年由德文郡医疗生产(PURA-A)。这种开槽管支架有特殊 Y 形,由纵向分支点连接而成。几何形状使其能在低轮廓的球囊导管上卷缩成很小的外径。进一步的特性是特殊的金属表面和圆边缘。最初长支架的单关节桥在 1996 年被改良(PURA-VARIO)。它的主要特征是片段间多个弯曲连接,以降低开槽管支架关节的刚硬性。PURA-VARIO支架可用于不同长度、有不同数目的周边段(PURA-VARIO AS和 AL)。他们以裸支架投放市场或用高压球囊预安装支架输送系统。

　　描述　是一种球囊扩张支架、由开槽管片段与纵向 Y 形连接组成。

　　历史

　　1. 1995 年 10 月首次临床应用。

　　2. 1997 年 4 月 CE 同意,PURA-A 和 PURA-VARIO 的国际标准化为 ISO9002。

PURA-A 支架技术特性

构成材料	316L 不锈钢
射线显影度	中 / 高
磁性	无(磁共振安全)
金属表面积	约 10%~15%(取决于释放情况)
骨架设计	带有纵向 Y 形联结的管状
骨架厚度	0.120mm(0.005 英寸)

续表

轮廓	1.6mm（0.06 英寸）
纵向柔顺度	高
纵向缩短率	1%~5%（取决于释放情况）
现有直径	3.0~5.0mm
现有长度	7、11、15（铰接的）、19mm
回弹率	<2.0%
释放轮廓	3~5mm
释放机制	球囊扩张

PURA-VARIO 支架技术特性

构成材料	316L 不锈钢
射线显影度	中度
磁性	无（磁共振安全）
金属表面积	约 10%~15%（取决于释放情况）
骨架设计	带有多个弯曲联结的管状
骨架厚度	0.120mm（0.005 英寸）
轮廓	1.6mm（0.06 英寸）
纵向柔顺度	高
纵向缩短率	1%~3%（取决于释放情况）
现有长度	10、16、22、28、34、40mm
回弹率	<2.5%
释放轮廓	3~5mm
释放机制	球囊扩张
其他类型	外周血管使用的多种型号

PURA-VARIO AS 和 AL 支架技术特性

构成材料	316L 不锈钢
射线显影度	中度

续表

磁性	无（磁共振安全）
金属表面积	约10%~15%（取决于释放情况）
骨架设计	带有多个弯曲联结的管状
骨架厚度	0.120mm（0.005英寸）
纵向柔顺度	高
纵向缩短率	1%~3%（取决于释放情况）
现有长度	10、16、22、28、34、40mm
回弹率	<2.5%
释放轮廓	3~5mm
6个环绕节段的AS支架	2.5~3.5mm
8个环绕节段的AL支架	3.5~4.5mm
释放机制	球囊扩张

PURA-VARIO AS/AL 支架输送系统

释放机制	球囊扩张
球囊特性	非顺应性,高压力
指引导丝直径	0.014英寸（0.36mm）
推送杆直径	
2.5和3.0mm的球囊	2.6 Fr
3.5和4.0mm的球囊	2.8 Fr
推荐指引导管最小型号	6 Fr
正常球囊压力	7个大气压
最大推荐压力	16个大气压
平均爆破压	20个大气压
指引导管最小内径	1.6mm（0.06英寸）
保护鞘	无
不透X线标记的位置	支架两端
再通过性	优秀

PURA 冠脉支架如图 17-1~ 图 17-4 所示。

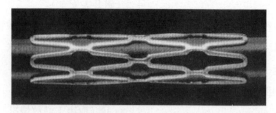

图 17-1 PURA-A 支架(7mm),具有纵向 Y 形联结

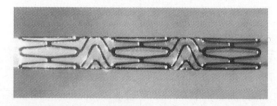

图 17-2 PURA-VARIO 支架(16mm),具有多个弯曲联结

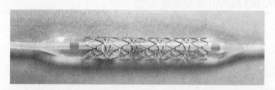

图 17-3 展开的 3.5mm 的 PURA-VARIO AL 支架输送系统(支架 16mm)

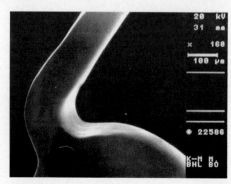

图 17-4 PURA-VARIO 支架(16mm)表面和边缘的电镜图像

临床应用指征

1. 冠脉原发病变或自身冠状动脉再狭窄及静脉桥狭窄。

2. PTCA 结果不满意时。

3. 失败的 PTCA(比如:急性闭塞)。

为什么选择这个支架?

支架的高能见度、柔顺性和血管管腔的能见度之间有很好的协同。

研究

1. 一项包含 1000 多例患者随机的,前瞻性的研究对比 PURA 和其他四种支架(已完成)。

2. 一项对比 PURA VARIO 和其他两种带有高压球囊装置支架的研究(已完成)。

支架	优点	缺点
PURA 冠脉支架	可跟踪性 后坐力(反冲力)小 高辐射张力	仅提供单纯支架,无预装支架 15mm 和 19mm 支架柔顺性差
PURA-VARIO 支架	良好的射线不透性 弯曲的链接提高了弹性	仅提供单纯支架,无预装支架 不推荐使用低内径球囊导管(可能被支架穿孔)
PRUA-VARIO AS 和 AL 支架	可提供单纯支架及预装支架 后坐力(反冲力)小 高辐射张力	

第十八章
SAINT-COME 冠状动脉支架

Saint Come Chirurgie, Marseille, France

描述
1. 安装在 PTCA 球囊上 316L 不锈钢管雕刻支架。
2. 四种不同模式:单节段的。
3. 铰链单杠。
4. 机械关节。
5. M 形单件。

历史
1. 1994 年,兔子动物实验和评估SAINT-COME 支架(Daniel Roux, Dept of Cardiovascular Surgery, Rangueil Hospital, Toulouse, France)。
2. 1995 年,第一例植入人体。
3. 1996 年,SCS [Z]机械支架的发展。
4. 1997 年,e7E3Fab 在急性心肌梗死中进行评估。
5. 1997 年 8 月,M 形 SAINT-COME 支架的发展。

SCS 支架技术特点

金属成分	生物相容性 316L 不锈钢
制作工艺	冷切:材料成分和机械性能不变
射线不透性	中等
铁磁性	无
金属表面积	11%~26%
壁厚	0.1mm(0.04 英寸)

续表

侧面（未卷曲支架）	1.6mm（0.6 英寸）
可选长度	8~38mm
缩短	<5%
弹性回缩	球囊取出后，直径回缩 <1%
扩张范围	2.5~6mm

SCS 支架输送系统

机制	球囊扩张
卷曲	手工制作
型号	与 PTCA 球囊相适应
推荐大小	6Fr
直径大小	最大大于参考血管节段 10%
进一步扩张	可行
最小释放压	4atm

SAINT-COME 支架如图 18-1 所示。

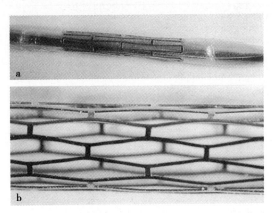

图 18-1 a. 15mm 的单链 SAINT-COME 支架；
b. SAINT-COME 支架（扩张后）

M SAINT-COME 支架

描述:球囊扩张不锈钢管雕刻支架(非矩形),环周 10 个单元(图 18-2)。

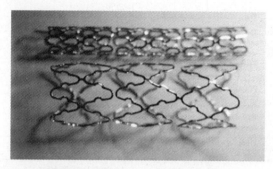

图 18-2　M SAINT-COME 支架图片

M SAINT-COME 支架技术特点

材料构成	外科植入物级别 316L 不锈钢
制作工艺	冷切割:材料的化学成分和机械性能不变 无焊接点:支架由一整块 316L 不锈钢切割雕刻而成
柔顺性	纵向柔顺性高:最小曲线半径 =5mm
射线不透性	中等
辐射张力	当施加压力到 0.8×10^5Pa 时,支架不变形,压力 >0.8 × 10^5Pa 时,支架崩溃,支架显示了典型的机械性能在崩溃前一个重要的弹性区
铁磁性	无磁性(8 周后 MRI 检查时安全)
金属表面积	11%~26%
壁厚	0.1mm(0.04 英寸)
外廓	1.6mm(0.6 英寸)
可选长度	8~38mm
缩短率	<5%
弹性回缩	球囊取出后直径回缩 <5%

续表

直径范围	2.5~5mm
球囊传送杆	3Fr
推荐大小	5Fr
进一步扩张	可行
最小释放压	4atm

输送技巧

问题	解决方法
通过病变困难	1. 深插管 2. 在一个大气压下膨胀 3. 在指引导管内同轴撤出（即使是 6Fr） 4. 使用 articulated 支架优于 anatomic 支架
在支架输送时球囊破裂	1. 仔细手动卷曲 2. 用一个新球囊重新膨胀

临床应用指征

1. 大隐静脉移植血管和自身冠脉病变。
2. 再狭窄。
3. 血管成形术结果不满意。
4. 血管成形术失败（严重血管并发症或急性闭塞）。

研究

1. Saint-Come 球囊可扩张支架的即刻和 6 个月随访结果（2nd Interventional Cardiology Meeting，Jerusalem，Israel—1July 1997）。

2. 自 1995 年 9 月至 1996 年 6 月，在连续的 949 例患者中，共植入 370 枚新式球囊可扩张网格 316L 不锈钢 St Saint-Come 支架。

3. 结论　在未选择病变情况下, Saint-Come 支架能在大多数病变中成功使用, 置入成功率 97%, 取得了 6 个月靶病变血运重建率 14% 的良好的血管造影结果。Saint-Come 支架能为患者带来长期的功能获益。

第十九章
JOSTENT 冠状动脉支架

JOMED International AB，Hesingborg，Sweden

描述　球囊可扩张的不锈钢雕刻管状支架,特殊设计使其在满意扩张同时辐射张力最大化。

历史

1. 1995 年,动物实验。
2. 1996 年 2 月,JOSTENT M 第一次植入人体。
3. 1996 年,引入 Corline 肝素化表面。
4. 1997 年 2 月,推出 JOSTENT 边支支架。
5. 1997 年 4 月,推出 JOSTENT 分叉支架。
6. 1997 年 5 月,推出 JOMED LOGO eX PTCA 导管。
7. 1997 年 8 月,JOSTENT 输送系统。
8. 1997 年 9 月,推出 JOSTENT FLEX+PLUS。
9. 1997 年 9 月,JOSTENT 冠脉支架推出 JOSTENT Plus。

一、JOSTENT 系列支架概述

(一) JOSTENT Plus

新的 JOSTENT Plus 是基于多细胞几何结构,为增强辐射张力而包涵了一个更强的支撑设计,为提高灵活性纳入了一个新的"环状设计"。新设计提供了更强的单元细胞面积,并进一步提供了一些选项,允许在直径最多 6mm(0.236 英寸)血管进行植入术,并保持中等强度的透视。JOSTENT Plus 通过激光切割一单块不锈钢管制成且没有焊接点。然后经打磨形成干净的圆形支柱表面,没有任何颗粒,这使得支架装载时不损伤球囊。

新的 JOSTENT Plus 安装在一个高压球囊输送系统上。球囊额定爆破压为 12~16 个大气压,平均爆破压为 20 个大气压,卷曲支架外径约 1.0mm(0.04 英寸)(图 19-1)

JOSTENT Plus 支架如图 19-1 所示。

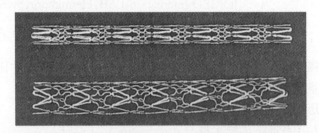

图 19-1　JOSTENT Plus(扩张及未预装前)

JOSTENT Plus 技术参数

材料构成	316L 不锈钢
X 线不透性	中等
铁磁性	无
金属表面积(扩张状态下)	14%~19%
金属回缩率	<3%
壁厚	0.09mm(0.0035 英寸)
骨架设计	圆边
卷曲外径	约 1mm(0.04 英寸),与球囊相关
纵向灵活性	很好
扩张时缩短比例	<3%(3.5mm 支架)
可选长度	9、17、25、33mm
可选扩张直径	2.0~6.0mm
其他非冠脉类型	颈动脉,血管、胆管

（二）JOSTENT FLEX

新的 JOSTENT FLEX 是为复杂病变特别设计的,JOSTENT FLEX 拥有灵活性和高的径向强度,使之成为柔顺性最强的雕刻管状支架之一。新设计增加了单元面积,进一步允许植入直径达 5mm 的血管(图 19-2、图 19-3)。

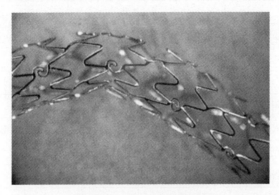

图 19-2　JOSTENT FLEX

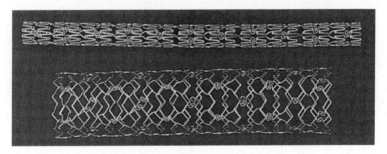

图 19-3　JOSTENT FLEX（扩张后及未预装前）

JOSTENT FLEX 通过激光切割一单块不锈钢管,没有焊接点。然后经打磨形成干净的圆形支柱表面,没有任何颗粒,使得支架装载时不损伤球囊。

新的 JOSTENT FLEX 安装在一个高压球囊输送系统上。球囊额定爆破压为 12~16 个大气压,平均爆破压为 20 个大气压,卷曲支架外径约 1mm（0.04 英寸）。

JOSTENT FLEX 技术参数

材料构成	316L 不锈钢
X 线不透性	中等
铁磁性	无
金属表面积（扩张状态下）	14%~19%
金属回缩率	<3%
壁厚	0.09mm（0.0035 英寸）
骨架设计	圆边
卷曲外径	约 1mm（0.04 英寸），与球囊相关
纵向灵活性	很好
扩张时缩短比例	<3%（3.5mm 支架）
可选长度	9、16、26、32mm
可选扩张直径	2.0~5.0mm
其他非冠脉类型	颈动脉、血管、胆管

JOSTENT 输送系统

释放机制	球囊扩张
最小指引导管内径	0.064 英寸（1.63mm,6Fr）
预装在传送导管上	是
保护鞘	无
不透射线标记位置	远,近,中
进一步球囊扩张	医生决定
置入支架的再通过性	优秀
大小	与血管直径相吻合

（三）JOSTENT 边支支架

S 形的设计是第一种为边支应用设计的,网眼可扩大到直径 3.5mm,从而允许通过网眼将支架放入边支。JOSTENT 边支支架 8 个网眼结构和中央部分 4 个加固的网眼,为整个支架提供整体的径向强度(图 19-4)。JOSTENT 边支支架是裸支架,安装于球囊之上。

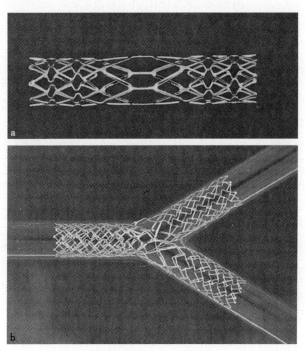

图 19-4　a.JOSTENT 边支支架;b.JOSTENT 边支和分叉支架图

JOSTENT 不对称边支支架:JOSTENT 不对称边支支架设计与 S 形设计相同,它有一排更大的网眼不对称性排列允许支架不对称地置入边支(图 19-5)。JOSTENT 不对称边支支架是裸支架,安装于球囊之上。

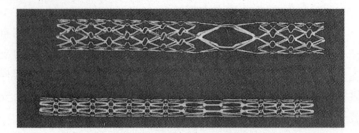

图 19-5　JOSTENT 不对称边支支架

JOSTENT 边支支架技术参数

材料构成	316L 不锈钢
X 线不透性	中等
铁磁性	无
金属表面积（扩张状态下）	10%~16%
金属回缩率	<3%
壁厚	0.09mm（0.0035 英寸）
骨架设计	圆边
卷曲外径	约 1mm（0.04 英寸），与球囊相关
纵向灵活性	很好
扩张时缩短比例	<3%（3.5mm 支架）
可选长度	17mm 及 28mm
可选扩张直径	3.0~5.0mm
其他非冠脉类型	髂动脉

（四）JOSTENT 分叉支架

JOSTENT 分叉支架具有环周 8 单元结构，超过支架一半长度的结构是 2~3 列大的单元（取决于支架长度），大的网眼直径可被后扩张至 3.5mm（0.14 英寸），以利于进一步分叉血管支架的植入（图 19-6）。

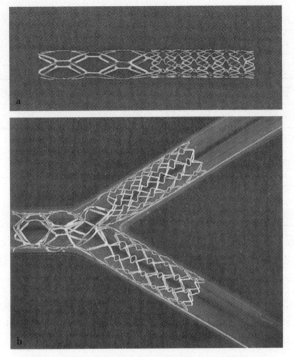

**图 19-6 a.JOSTENT 分叉支架;b.JOSTENT
分叉支架**(分叉病变植入两枚支架)

支架骨架增大以为整个支架提供持续的辐射张力。JOSTENT
分叉支架是裸支架,安装于球囊之上。

JOSTENT 分叉支架技术参数

材料构成	316L 不锈钢
X 线不透性	中等
铁磁性	无
金属表面积(扩张状态下)	10%~16%
金属回缩率	<3%

续表

壁厚	0.09mm（0.0035 英寸）
骨架设计	圆边
卷曲外径	约 1mm（0.04 英寸），与球囊相关
纵向灵活性	很好
扩张时缩短比例	<3%（3.5mm 支架）
可选长度	19mm 及 26mm
可选扩张直径	2.0~5.0mm
其他非冠脉类型	髂动脉

（五）JOSTENT 整合冠脉支架

整合冠脉支架独特的特征是通过专利的三明治技术将支架移植物独特特性整合入冠脉支架，这种支架很好地结合了两项技术。整合入支架的 PTFE 材料有效的封堵穿孔、动脉瘤、血栓甚至整个病变。JOSTENT 整合冠脉支架有极低的卷曲外径，比其他常规支架更柔顺。

初期的动物实验证实该支架不易形成血栓。正在进行的动物和临床试验设计致力于证明该支架的安全性和有效性。当前的大量研究正计划确定其对再狭窄的长期影响（图 19-7）。

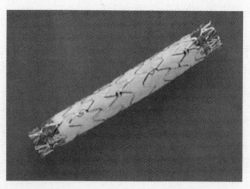

图 19-7 JOSTENT 整合冠脉支架

二、Corline™ 肝素化表面

所有的 JOSTENT 都有肝素化表面使支架在临床研究和在一些法律批准常规使用的国家中使用时不形成血栓（图 19-8）。

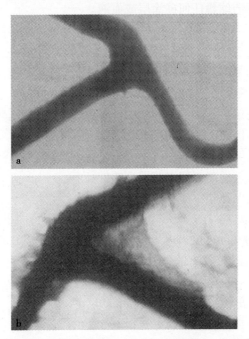

图 19-8　a. 表面肝素化的 JOSTENT 骨架；b. 未肝素化

以前的研究表明,肝素化表面能进一步减少总的再狭窄率（13% 对 20%,在早期的未肝素化处理的支架）,同时使亚急性血栓几率降到 0。

正在进行的实验（COAST）正在验证假设:肝素化支架对小血管有益（2.0~2.6mm）,并且优于常规支架和球囊扩张术。

三、输送技巧

对于裸支架:

1. 选择半顺应性或非顺应性球囊,这样球囊可用于支架的后扩张。

2. 球囊与支架长度相匹配,比如 16mm 的支架在 20mm 的球囊上。

3. 清洁球囊任何硅涂层或血液。

4. 在支架卷曲过程中通过插入细探针或导丝保证球囊腔被保护。

5. 如果球囊在 PTA/PTCA 中使用过,应用制造商推荐的装置将球囊再折叠。

6. 定位传送工具于再折叠球囊上,或通过传送装置将支架置于导丝上,然后推送球囊通过支架完成卷曲过程。

7. 确保支架放置在可视标记位置上,或在两标记之间。

8. 均匀卷曲支架以获得小的外径。

9. 确保支架不能在球囊上移动。

10. 以 0.3~0.5 个大气压充盈球囊,确认卷曲支架不移动。或者:将球囊充到 2 个大气压,移动已扩张的支架,再将球囊充到更高的压力,收缩球囊再重复卷曲过程。

11. 一旦插入支架,不要对球囊施加负压。

球囊安装和裸支架:

1. 根据操作者的喜好选择 6~8Fr 的导管。

2. 常规准备预安装导管,对球囊腔施加负压,并用生理盐水冲洗导丝腔,当插入球囊后,不要再施加负压。

3. 通过 0.014 英寸的导丝传送球囊和支架。

4. 推荐支架释放压为 8~12 个大气压。

5. 必要时 18 个大气压后扩。

四、临床应用指征

包括所有病变类型:开口病变,偏心病变,同心病变,长弥漫病变,钙化病变,边支,分叉,静脉桥。

管腔直径 2.0~6.0mm。

五、临床试验研究

研究名称	COAST	KFHC 肝素研究	SBS 注册研究	肝素支架注册研究
患者数目	600	100 支架	100	200
研究目的	对比肝素化支架、未包裹支架、PTCA在小血管病变中2.0~6.0mm	评价肝素化支架在小血管中的应用	边支支架置入资料	肝素化支架在一般血管中的评价3.0~5.0mm
研究类型	随机	注册	注册	注册
研究中心数目	21	1	6	14
生效日期	1997.8	1997.5	1997.9	1997.10
地理	欧洲	中东	比利时	英国,德国

六、文献回顾

自从 1996 年 2 月第一个 JOSTENT 支架设计研发,全世界大约 30 000 个 JOSTENT 支架植入得到迅速增多的使用者的认可和赞许。

初步的 JOSTENT 公开注册的多中心研究评估表明:在紧急情况下 JOSTENT 是安全有效的,6 个月的随访结果再狭窄率 <10%。

第二十章
DIVYSIO 冠状动脉支架

Biocompatible Ltd, Surrey, UK

描述 为可球囊扩张, 激光切割自不锈钢管, 箭头组成的联锁设计。

历史 由 DivYsio Solution 有限公司和 Biocompatibles 有限公司联合开发。该支架覆有 Biocompatibles 有限公司的聚磷酸胆碱涂层。1996 年 9 月第一次植入人体冠脉。

支架技术参数

材料组成	316L 不锈钢
放射不透性	中等
铁磁性	无（MRI 安全）
金属面积（膨胀状态下）	15mm: 15%; 28mm: 12%
金属横截面积	15mm 和 28mm 支架: 最大 0.008mm^2, 最小 0.005mm^2
支架设计	链锁箭头
骨架尺寸	15mm 支架: 最大 0.083mm(0.003 英寸), 最小 0.050mm(0.002 英寸) 28mm 支架: 最大 0.083mm(0.003 英寸), 最小 0.050mm(0.002 英寸)
骨架角度	复形
骨架厚度	0.101mm(0.004 英寸)
外径	1.5mm

续表

纵向柔韧性	15mm 中等,28mm 高
膨胀后缩短率	<4%(1% at 3mm)
扩张范围	3.0~4.0mm
回缩率(形状记忆)	1% at 4.0mm
辐射张力	高(外力压缩 >1.5N)
现有可选直径	3.0~4.0mm
现有可选长度	15mm 和 28mm
植入支架的再通过性	良好

支架输送系统

扩张机制	球囊扩张
最小指引导管内径	6Fr
预装于输送导管上	不
保护鞘	无
预装于高压球囊上	不
放射标记位置	无
提供裸支架	是

DIVYSIO 支架如图 20-1、图 20-2 所示。

输送技巧

目前为止,没有特别的传送技巧,临床经验说明这种支架很容易卷曲和随后安装在球囊上。例如:28mm 的支架经常装在 30mm 长的 Bard Samba Rely 球囊上。支架只有中等的放射不透性,和其他同种材料的不锈钢支架一样(图 20-3)。

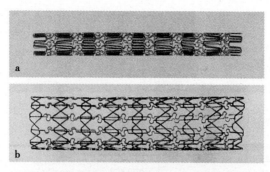

图 20-1 a. 15mm 长,闭环设计(扩张前);b. 扩张后,相对于开环设计,
有一个由箭头组成的空间纵向骨架

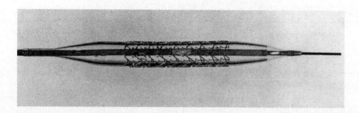

图 20-2 15mm 闭环设计支架预装在 4bar 扩张的 3.0mm 球囊上

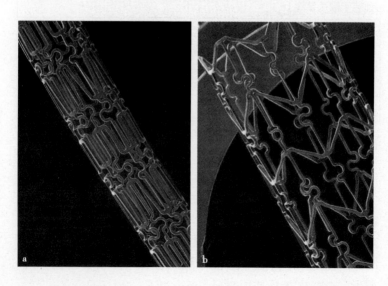

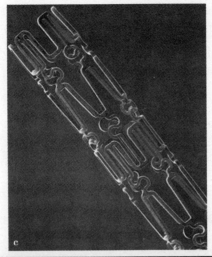

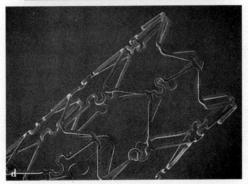

图 20-3　DIVYSIO 支架电镜显微照片
a. 15mm 闭环设计；b. 15mm 扩张后截面；c. 28mm 开环设计截面；
d. 28mm 开环设计扩张后截面

支架在 4bar 压力时被完全扩张，此后，增加压力的作用取决于球囊。

临床应用指征

应用指征同目前其他冠状动脉支架。动物实验表明 PC 涂层通过减少血栓形成而更具有临床优势。现在有两种型号可供选择:15mm "闭环"设计,它在每个箭头的开放空间拥有一个纵轴(见图20-1)来增加更强的支撑。另一种是28mm的没有纵轴的开环设计(图20-4),它有更好的柔顺性和边支植入支架的潜力。两种支架环周有六个单元,适用于直径3.0~4.0mm的血管。

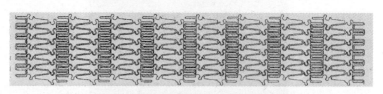

图20-4 开环设计支架图片(与"闭环"设计相对比)

为什么选择 DIVYSIO 支架?

1. 易于安全地卷曲于不同的球囊上。
2. 柔韧性和血管支撑力良好的结合。
3. 低压、对称释放。
4. 造影和血管内超声结果好。
5. 在基础设计基础上可研发一系列未来支架。
6. 磷酰含聚合物涂层在动物中显示出可以减少血栓形成及可能的内膜增生,局部药物释放潜力。

研究

1. CE Mark 研究 100例患者,10个欧洲中心,适合15mm及28mm的单处病变。

终点:1)初始技术成功和临床成功。

2)30天和6个月主要心脏事件。

研究目的:为了欧洲监管部门(CE Mark)批准。

2. SOPHOS 研究 150例患者,15个欧洲中心,2个加拿大中心。包括与BENESTENT1试验相同的单处病变,适合植入15mm单个支架。

终点:1)重要心脏事件,30天亚急性血栓。

2)6个月造影,9个月临床情况。

研究目的:与其他支架相对比。

3. 全球支架注册研究 使用 DIVYSIO 系列支架全球范围内注册研究特殊应用指征。

第二十一章
球囊可扩张的 BX™ 冠状动脉支架

IsoStent, Inc, Belmont CA, USA

描述

1. 球囊可扩张多单元设计。

2. 对角线连接弯曲末端组成可扩张的支撑体。

3. 两种不同的单元类型都拥有无角度支撑体,通过"H"或起伏的"S"相互链接。

4. "H"链接提供径向支撑力(特别是在支架末端),"S"链接提高纵向灵活性。

5. 中间三个 S 形网眼可被球囊扩张至直径 2.5mm 以利于进入边支。

6. 扩张后支架短缩率小。

7. 作为放射性核素支架使用时提供了改进的统一的剂量。

8. 在早期的实验中 BX 支架包装为 15mm 长的裸支架,25mm 支架即将生产。

历史

1. 1996 年 5 月,BX 支架开发完成。

2. 1997 年 2 月,动物实验显示 BX 支架减轻血管损伤,减少新生内膜增生,扩张比管状雕刻设计更均一。

3. 1997 年 5 月,在意大利米兰开展第一例人体植入。

4. 未来,随机临床研究,在人体研究中作为放射性核素支架平台。

支架技术参数

材料组成	316L 不锈钢
放射不透性	中等 / 低
铁磁性	无,MRI 安全
金属表面积	膨胀到 3mm 16%,未扩张:37%
骨架设计	曲线与对角线相连的骨架与 H 形或 S 形单元相连
骨架尺寸	壁厚 0.003 英寸（0.08mm）,宽度 0.0035~0.0055 英寸（0.09~0.14mm）
对角度角线	与长轴成 –15° 角
膨胀前外径	4.5Fr
纵向灵活性	完美
膨胀缩短百分比	2.5% at 3mm
扩张范围	2.5~4.0mm
弹性回缩（形状记忆）	很小
径向强度	高
可选长度	15mm,25mm
植入支架后再通过性	好
其他非冠脉类型	正在开发中

球囊可扩张的 BX™ 支架如图 21-1~ 图 21-5 所示。

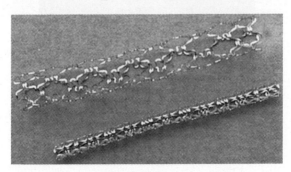

图 21-1　球囊扩张前后 BX 支架的图片

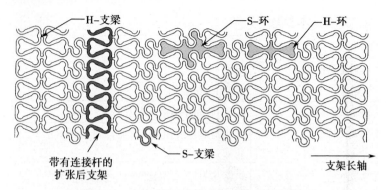

图 21-2　15mm BX 支架未扩张时平面展开图

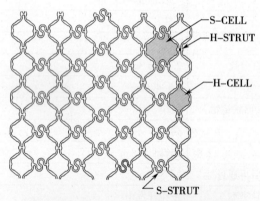

图 21-3　15mm BX 支架扩张时平面展开图

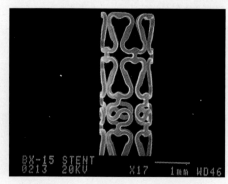

图 21-4　BX 支架的电子显微镜图

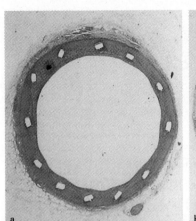 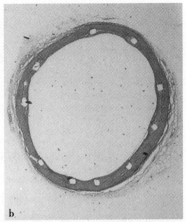

图 21-5 a. 管状雕刻设计支架横截面的病理组织学图片；b. 猪冠状动脉中植入同样球囊／动脉直径比的 BX 支架 2 个月后，显示新生内膜增生减少

临床应用指征

扭曲病变，再狭窄病变，开口病变，弯曲部位病变，边支放置，PTCA 结果不理想，急性闭塞或抢救情况，完全闭塞，原发病变，急性心肌梗死。

为什么选择这个支架？

BX 支架以其特有的多网眼设计满足了临床医生对支架最迫切的两个需求：①灵活性好，几乎能够通过任何病变。②提供对血管壁损伤最小的术后最大管腔的径向强度——预测患者的晚期血管通畅的最佳指标。

第二十二章
NAVIUS 冠状动脉支架

Navius, Santiago, California, USA

描述 Navius 支架由 0.025 毫米（0.001 英寸）厚的全硬不锈钢经化学磨制而成,以多旋连接的方式附于双骨架之上。支架由球囊膨胀释放,继而启动了一系列的锁定机制,让支架的直径范围可控于球囊的释放压力(图 22-1)。支架是预装在输送导管球囊上的。

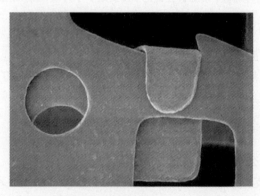

图 22-1 电镜下的 Navius 支架

历史

1. 1996 年,首次置入猪的冠脉。
2. 1997 年,首次由 Thomas Ischinger 置入人的冠脉。

支架技术参数

构成材料	316L 全硬不锈钢
射线不透过性	骨架可透,两端各有一不透标记

铁磁性	无铁磁性
MRI	安全
金属表面积(扩张性)	37.5%
支架设计	双骨架盘旋连接
骨架设计	盘旋连接
骨架规格	宽 0.025mm × 厚 1.07mm(0.001 英寸 × 0.042 英寸)
骨架角度	90°
金属厚度	0.025mm(0.001 英寸)
不透 X 线标记位置	支架两端各有一个
未膨胀内径(球囊上)	2.5mm(0.052 英寸);3.0mm(0.056 英寸);3.5mm(0.060 英寸)
纵向柔软度	优秀
输送后缩短率	0%
膨胀后缩短率	0%
膨胀范围	2.5mm 支架:2.23~3.0mm; 2.5mm 支架:2.7~3.5mm; 3.5mm 支架:3.2~4.0mm
缠绕程度	0%
辐射张力	8 psi
现有直径	2.5、3.0、3.5、4.0mm
现有长度	8、16mm
现有型号	两种长度均有各直径之型号
再通过性	好

支架输送系统

输送机制	输送球囊导管
膨胀机制	球囊扩张
指引导管最小内径	2.0~3.0mm(0.064英寸);3.0~4.0mm(0.072英寸)
单轨系统	是
球囊特性	半顺应性
球囊材料	聚乙烯
导丝管径	0.016
推荐最小导丝	2.0~3.0mm 6 Fr;3.0~4.0mm 7 Fr
预装于输送导管	是
预装于高压球囊	否
保护鞘	否
作为裸支架提供	否
不透 X 线标记位置	一个球囊中心处的标记
球囊额定爆破压	12 个大气压
输送球囊顺应性	半顺应性
纵向柔软度	优秀
推荐扩张压	6 个大气压
推荐进一步球囊扩张	通常
推荐球囊扩张	否
球囊膨胀和支架大小	支架膨胀可控于球囊扩张压力
再通过性	好

输送技巧

鉴于它独特的完全锁定设计,精确尺寸的 Navius 支架比第一代的退火制支架更为重要。一个 2.5mm 的 Navius 支架无法仅靠换用一个更大的介入球囊即可"增长为"3.8mm。

精确的尺寸

1. 应用在线的 QCA 或借指引导管或球囊的尺寸仔细目测来确定最终合适的支架尺寸。

2. 选择恰当的支架型号。

3. 用 6 个大气压的球囊膨胀压释放支架。

4. 注射小计量对比剂来评估血管闭塞情况。

5. 若血管完全阻塞,则在球囊减压前再加 1~2 个大气压使其达到血管壁的牢固位置。

6. 若血管未完全阻塞,则继续给球囊加压直至血管阻塞。

7. 然后再加 1~2 个大气压使达到血管壁的牢固位置。

应用说明

Navius 支架可用于冠心病自身冠脉及桥血管(尺寸从 2.3mm 至 4.5mm)再狭窄,以及 PTCA 术后的急性血管闭塞。该支架将有 8mm 及 16mm 的长度可用,且适用于 ACC/AHA 分类中的所有病变。

临床资料

在慕尼黑 Bogenhausen 临床研究中心的非随机试验中,Navius 支架已被置入 30 例罹患急性血管闭塞、危症闭塞及 PTCA 术后不良事件的患者的 2.0~4.0mm 的 40 根冠脉中。该过程成功率达 97%。无院内死亡、心肌梗死或亚急性血栓形成发生。

第二十三章
PARALLEL-SERIAL JANG
冠状动脉支架

In VentCa Technologies, Redlands CA, USA

描述 现有的 PSJ-3 支架是由经激光切割、电抛光的 316L 不锈钢管制成的，经由球囊扩张。该支架有一种链锁网状的骨架结构，同时，它还有最佳的网格大小及金属单位。该支架在输送过程中极其柔软、灵活，但经扩张后就变成一个无柔韧性牢固的金属框了，实际上增加了耐久度。这种扩张形成的钢性支架框架，是由其内在的菱形锁定架构造成的，它使菱形单位的四个角不会合并至一个点。支架中那些不可见的线圈都是通过一系列连接骨架内在连接起来的。为了形成一个光滑的表面，这些线圈都有一个倾斜的骨架角度。这使得支架在置入过程中于冠脉中可以自如穿梭。当此支架适当地折于输送球囊上时，骨架上没有任何的重叠。此时支架可以像一个灵活的管状雪橇般在冠脉中自如前进、后退。

该支架还有其他的新特点来使之表现出更好的性能。该支架扩张后的两端被强化了，使之有额外的焦点径向强度，那里在支架置入管腔后最易产生骨架变形、重叠、松散。这些强化后的骨架在较长的 PSJ 支架中也交替出现。

PSJ 支架在冠脉的实际应用中，该系统有十余种不同的序列。此篇仅介绍了众多不同于传统骨架的其中一种（即 PSJ-3 支架）。

历史 1996 年 4 月，最早的 PSJ-1 支架原型完成了，之后 PSJ-3 支架原型也完成了。

PSJ-3 支架技术参数

构成材料	不锈钢（316L）
射线不透过性	中等
铁磁性	无
金属表面积（膨胀后）	9%~16%
金属线圈	<1%
支架设计	连续链锁网状结构
骨架设计	并串联内在连接
骨架宽度	0.140/0.124/0.210mm（0.0055/0.0049/ 0.0083 英寸）
骨架厚度	0.128mm（0.005 英寸）
外径（卷曲在球囊上未膨胀时）	1.0mm（0.04 英寸）或更少
纵向柔软度	在输送过程中非常柔韧，扩张后坚固
缩短率	<5%
现有扩张后直径	2.5~5.0mm
现有长度	10、15、20、32、45mm
现有其他非冠脉型号	无

PSJ-3 支架输送系统

输送机制	球囊扩张
指引导管最小内径	1.6mm（0.06 英寸）
预装于指引导管	是
保护鞘 / 套	否
作为裸支架提供	是
不透 X 线标记位置	无

续表

推荐进一步球囊扩张	若输送球囊过小
再通过性	优秀
直径大小	与靶血管相称

PARALLEL-SERIAL JANG 支架如图 23-1~ 图 23-4 所示。

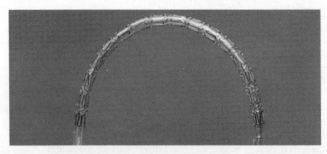

图 23-1　一个 32mm 的 PSJ-3 支架预装于一 40mm 长的输送球囊上，
展现了该支架的柔韧性

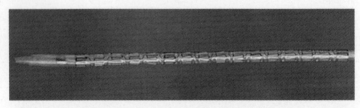

图 23-2　同一预装于 40mm 长输送球囊上的 32mm 长 PSJ-3 支架。
可看出 PSJ-3 支架没有增加球囊的初始直径

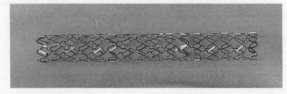

图 23-3　同一 32mm 的 PSJ-3 支架扩为内径 3.5mm。虽然放大的
倍率很低,仍可看出支架扩张后只有很小的短缩

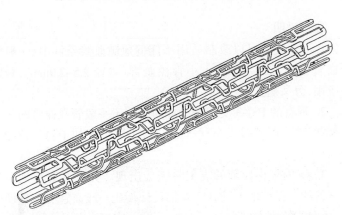

图 23-4　在一个 15mm 规模 PSJ-3 支架等大 CAD 绘图。此图是未扩大和非卷曲状态。此图未显示电抛光的效果，但显示了框架及骨架设计的复杂、精巧

输送技巧

一旦 PSJ-3 支架是适当和紧贴在非滑动的球囊上时，该支架就可随着通过导丝可以通过的任何扭曲。在大多数情况下，支架的操作者在推进或退出血管中已定位了的导丝时，对应用预装了 PSJ-3 支架的球囊及常规的 PTCA 球囊不会感到太大的分别。

像其他球囊上预装了裸支架的输送系统一样，即使操作者强行拉出带有未扩张支架的球囊导管，该支架的近头端也可以被指引导管的近尾端所捕获。这种现象发生在因不可避免的血管解剖原因造成的输送导管轴相对指引导管末端形成尖角时。如果有阻力，无论是球囊导管（支架预装）还是指引导管都应该从血管系统中一起撤出。即使在这种情况下，PSJ-3 支架仍具有优势，因为 PSJ 支架两端均有扩张后的强化，在两端提供了更牢固的连接点。

正如前面在支架设计方面所讨论的，对裸支架输送、安置系统来说 PSJ-3 支架是十分理想的。

应用说明

1. PSJ 支架可以改制后用于任何冠脉血管条件中：一般管径血管（直径 3.0~4.5mm）；小管径血管（直径 2.5~2.9mm）；静脉桥应用，分叉病变。

2. 现有的 PSJ-3 支架是设置为应用于一般管径血管的。该支架扩张后直径最大可达 5.0mm。计划长度如下：10、15、20、32、45mm。

3. 应用于小血管的支架将随后出现。分叉支架则是为此特殊目的而设计的。静脉桥支架设计得比一般血管支架直径稍大，径向支撑力亦增强。

为什么选择此支架?

虽然支架设计得十分复杂、微妙，却显得简洁。PSJ-3 支架有一个理想的性能表现，它也具有以前不曾见到的有效的新特征。

第二十四章
Iris 冠状动脉支架

Uni-Cath Inc,saddle brook,NJ,USA

描述

1. 球囊扩张雕刻管状支架。

2. 316L 不锈钢材料。

3. 具有对角线连接杆的可变 "C" 形设计。

4. 长度在 17~27mm 之间。

5. 预装在推送杆为 1.8Fr,直径在 2.5、3.0、3.5、4.0mm 的非顺应性球囊(高压 20atm)的快速交换球囊系统上。

历史

1. 1995 年,设计及开发。

2. 1996 年,首次植入人体。

3. 世界范围的临床试验正在进行中。

Iris 支架特性的对比

支架	辐射张力	柔软性
Iris	高	好
Gianturco-Roubin	低	高
Palmaz-Schatz	高	低

因为支架是植入物,其附加特性,如弹性回缩、脱垂、放射线透光性及缩短性等,都对手术的成功及其远期疗效有影响。设计 Iris 支架的目的就是综合平衡这些特性,以取得好的效果。

柔软性和辐射张力

Iris 支架设计的独特之处是具有可变的"C"形结构和对角线连接杆结构,这可以允许支架在特定的部位弯曲;而保持对角连接杆伸直状态可以减小支架的变形。可变的"C"形结构可以使支架在血管狭窄段缩紧其结构,而在扩张段伸展,从而使支架顺应血管的弯曲。这种反复变形的特点使 Iris 支架能够在各种部位随血管而弯曲。

当其膨胀时,"C"形连结会根据其受到的各种应力,在血管内进行各种弯曲,以使支架贴紧血管壁。因为对角线连接杆结构一直保持伸直状态(弯曲应力对直结构的作用远远大于对弯曲结构的作用),Iris 支架具有很强的辐射张力,从而支撑动脉和病变部位,防止其弹性回缩。另外,由于其各结构为连续的设计(没有开放的环),Iris 支架减少了组织的暴露,从而减少了再狭窄的发生。

Iris ‖ 17mm

球囊直径		缩短			金属覆盖	
		长度		缩短百分比	金属面积	覆盖百分比
(毫米)	(英寸)	(毫米)	(英寸)	(%)	(平方毫米)	(%)
1.0	0.040	16.9	0.665		29.86	55.4
2.5	0.098	16.1	0.634	4.7	29.86	21.9
3.0	0.118	16.0	0.630	5.3	29.86	18.6
3.5	0.138	15.1	0.594	10.7	29.86	17.0
4.0	0.157	14.0	0.551	17.2	29.86	16.2

Iris Ⅱ 27mm

球囊直径		缩短			金属覆盖	
		长度		缩短百分比	金属面积	覆盖百分比
（毫米）	（英寸）	（毫米）	（英寸）	（%）	（平方毫米）	（%）
1.0	0.040	27.0	1.063		47.99	55.7
2.5	0.098	26.5	1.043	1.9	47.99	21.3
3.0	0.118	25.6	1.008	5.2	47.99	18.6
3.5	0.138	24.1	0.949	10.7	47.99	17.1
4.0	0.157	23.0	0.906	14.8	47.99	15.8

Iris 支架技术特征

材料构成	316L 不锈钢
射线透光性	中等
铁磁性	无铁磁性（MRI 下安全）
金属表面积（膨胀状态）	16%
连接杆设计	对角连接杆的反 C 形
未膨胀时内径	0.040 英寸（1.0mm）
纵向柔软性	好
膨胀后缩短率	3.0mm 的为 5.3%
现有的直径	2.5~4.0mm
现有的长度	17、27mm
辐射张力	非常高
缠绕比（%）	0%

Iris 支架如图 24-1~ 图 24-6 所示。

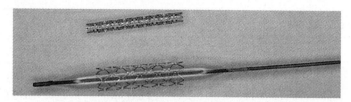

图 24-1 Iris Ⅱ 支架（3.0mm Visa I17mm 及 27mm 长），
支架是从一不锈钢管上激光切割而成

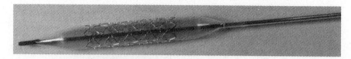

图 24-2 经额定压为 20atm 的 3.5mmVisa ST
球囊导管扩张的 Iris Ⅱ 支架

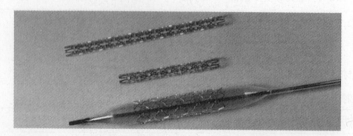

图 24-3 Iris Ⅱ 支架未扩张前及经 Visa ST 高压球囊扩张后的比较

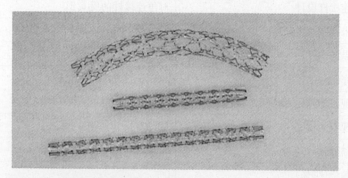

图 24-4 27mm Iris Ⅱ 支架在一定曲率下扩张（注意：在弯曲状态下
连接杆保持垂直以维持支架形状及加强辐射张力）

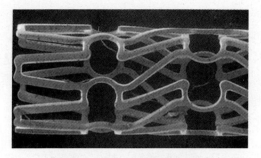

图 24-5　放大 20 倍的电镜照片

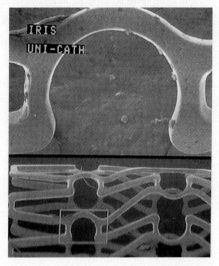

图 24-6　C- 关节放大 100 倍及 20 倍的电镜照片

Iris 支架的特性

1. Iris 支架具有可变的 "C" 形结构和对角连接杆结构,这种独特的设计使其能够很容易地在 PTCA 球囊上弯曲成型。对角连接杆结构能包绕在球囊上,附着更紧密,减少了在植入过程中支架的轴向位移。

2. Iris 支架连续的 "C" 形结构的设计,保证其对斑块有完整的覆盖和扩张,减少了组织暴露。而且,这种连续的结构消除了非连续性支架中在血管弯曲处形成的缝隙以及扩张时产生的不均匀的膨胀。

3. 因为弯曲应力作用于"C"形结构,连接杆总是保持伸直状态并与"C"形连结垂直。这种锁扣结构使支架可顺应血管弯曲,产生超强的辐射张力和对病变的支撑。

4. 此种支架的设计使其具备了柔软性和辐射张力这两个重要特性,所以其管壁可以较厚,从而有较好的 X 线可视性。

5. "C"形连结与对角连接杆还可以使支架预缩短减小。当支架膨胀时,"C"形连结根据血管弯曲来伸缩,以适应其长度。

6. Iris 支架由激光从不锈钢管切割而成。支架无涂层或焊接。其表面打磨光滑,边缘无毛刺。其长度为 17mm 和 27mm。这种加长支架可覆盖病变两端的正常组织,减少远期并发症。

Iris 支架也可附载于 Visa Ⅱ ST PTCA 球囊导管上,这种导管的推送杆为 1.8/2.5mm,球囊爆破压为 20atm。

Medtronic InStent, Minneapolis MN, USA

描述 自膨胀的镍钛诺缠绕支架两端各有一球体,缝合在输送导管和释放导丝上。

历史

1. 1989 年,设计用于泌尿科。
2. 1990 年,在犬中进行动物试验。
3. 1992 年,首次用于人的外周血管。
4. 1993 年,首次植入人的冠状动脉。
5. 1995 年,在欧洲和美国开始临床试验。
6. 1996 年,出现扁平丝设计。

支架技术参数

材料构成	克分子数相等的镍和钛合金(镍钛诺)
射线透光性	中等
铁磁性	无铁磁性(MRI 下安全)
金属表面积(展开状态)	12%~15%
金属丝设计	圆形 / 扁平
金属丝厚度	圆形:0.15~0.25mm(0.006~0.010 英寸) 扁平:0.12~0.18mm(0.005~0.007 英寸)
在导管上的外径	圆形:1.5~1.8mm(0.06~0.07 英寸) 扁平:1.3~1.5mm(0.05~0.06 英寸)
纵向柔软性	出色

续表

膨胀后标记间的缩短率	从远端向近端缩短。终末长度
现有的直径	3.0、3.5、4.0、4.5、5.0mm
现有的长度	10、15、20、25mm
其他非冠脉类型	血管、颈动脉、胆道、食管、尿道、前列腺

支架输送系统

膨胀的机制	以导丝释放控制线,支架自膨胀
指引导管的最小内径	推荐为 0.086 英寸(2.18mm)。4mm 以上的支架也可以使用 0.072 英寸(1.83mm)的指引导管。金属丝的扁平设计使其可以和 0.072 英寸(1.83mm)及 0.062 英寸(1.57mm)的指引导管适配
预装支架	卷曲在导管上,以控制线固定
保护套	无
不透射线的标记的位置	标记释放的支架的实际位置
推荐的扩张压力	自膨胀展开
推荐进一步以球囊扩张	10~16 个大气压扩张,使球囊的大小与支架相同
扩张后支架的通过性	出色
型号	使用与动脉直径相同的预扩张球囊。选择比预扩张球囊大 0.0~0.5mm 的支架。如果应用血管内超声,应选择刚刚比最大参照直径大的支架

冠脉 CARDIOCOIL 支架如图 25-1~ 图 25-3 所示。

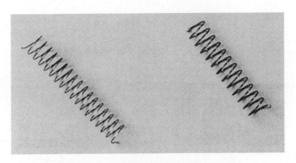

图 25-1　自膨胀的镍钛诺缠绕支架

注意把支架固定于导管上的两端的球体。左为扁平丝设计,右为圆形丝设计

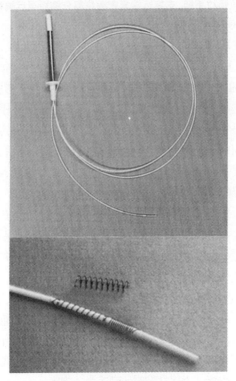

图 25-2　支架及输送系统

支架被预装于输送系统上,近端疏松,远端紧密。依靠导管上的
金标记指示支架最终释放位置

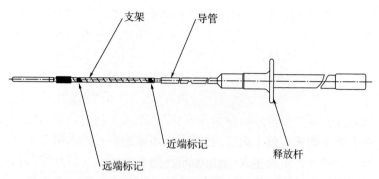

图 25-3 预装于输送导管上的支架,导管近端及远端各有一标记,通过推送释放手柄,支架远端紧密缠绕部分缩短至远端标记部位

输送技巧

Instent Cardiocoil 的植入很简单并安全。但必须记住,自膨胀 Cardiocoil 支架的操作原则与球囊膨胀或预自膨胀支架的原则不同。支架材料的弹性决定了它只能在标识范围内膨胀,故适当的型号很重要。一般不需要用血管内超声决定支架型号;但在有疑问时,血管内超声是有帮助的。选用合适大小的指引导管很重要。通常推荐使用一根附加的支撑导丝,我们的经验是在血管弯曲不严重时,可以选用任意导丝。

病变应以与参考动脉内径相同的球囊进行预扩张。然后,将比球囊大 0.0~0.5mm 的支架植入病变处。必须保证支架能覆盖整个病变区。在释放时(图 25-2),支架从远端向近端缩短,其最终释放位置由导管上的标记指示。在释放前,支架的远段(在远端标记以外)应处于血管正常段(超过病变),而且不应该误入侧支。释放后,建议等待 30 秒再撤出支架导管,从而使支架完全膨胀。在支架完全释放后,支架导管必须仔细撤出,确保指引导管不被带入冠状动脉。在支架释放之前,可以在任意阶段将输送系统撤入指引导管而不丢失支架。

支架释放后,可以自行扩张已预扩张的动脉。但是,因这种扩张力较小,建议在其膨胀后再用球囊以 10~16 个大气压进行扩张。必须保证球囊的直径在以较大压力扩张时不大于支架的直径。而且,球囊不应该超过支架的远端。以球囊或另一个支架通过支架应该很容易,而且支架应没有位移。然而,穿过支架时应特别小心。如果血管局部钙化造成支架的一两个螺旋没有膨胀,应以一个短的非顺应性球囊再次扩张,使支架完全展开。偶尔会发生支架远端的血管痉挛,应用硝酸甘油有效。如果一个支架不能覆盖整个病变,就需要以串联的方式植入第二个支架。支架可以植入扭曲血管,而且不阻断分支。大的分支可以穿过支架进行扩张。

临床应用指征

1. 直径大于 3mm 的血管的短到中等长度的病变。
2. 预防弹性回缩,治疗夹层。
3. 病变极度扭曲。
4. 需要保持分支开放的病例。
5. 少数情况下,无论是否预先进行旋磨,钙化病变需要植入支架以获得支撑。

为什么选择这种支架?

1. 容易植入。
2. 如果血管迂曲或其他原因使支架不能送至病变部位,可以很容易地将支架收回至导管内。
3. 支架的纵向柔软性可以使其适应血管的扭曲。但是,因为输送导管较硬,支架 - 导管系统需要改进,以减小导管直径,增加其柔软性。
4. 支架在 X 线下清晰可见,不会遮掩血管造影的图像。
5. 支架的自膨胀特性,保证即使在实验室中其膨胀未达到正常值时,仍能很好地贴附于血管壁。
6. 其独特、简单的缠绕设计给动脉以完美的金属支撑。
7. 支架没有尖锐的末端,这保证了支架良好的再通过能力。

8. 其良好的辐射张力使其适用于硬的钙化病变。

研究

1. 外周血管支架植入的初次单中心登记,南锡,法国。

2. 多中心欧洲登记在 1996 年开始。

3. 以色列单中心试点登记(卫生部批准),Rambam 医学中心,海法,以色列。

4. 欧洲多中心试点登记,1995~1996 年。

5. 基于 IDE 的一期登记,美国,1995~1996 年。

6. 单中心试点研究,格拉斯哥,苏格兰,1996 年。

文献复习

镍钛诺自膨胀缠绕支架最初在犬动物模型中试验,而后在冠脉以外的血管中应用。1994 年初开始在自体冠脉中应用的临床试验。这些研究提供了手术策略,并显示了在支架内进行球囊扩张的优点。研究证明,尽管支架的自膨胀特性可以使动脉扩张,但植入后行球囊扩张可以获得更大的动脉内径。在猪动物模型中,6 个月后,支架的膨胀仍然存在。研究证明,支架扩张时间延长,动脉损伤也增加,但令人惊奇的是,内膜增生反应轻微,与动脉壁损伤程度无关。

第二十六章
V-FLEX 冠状动脉支架

Global Therapeutics Inc, Broomfield, CO, USA

描述 由 V 形桥和连结杆连结冠状结构形成管状支架,在辐射张力和柔软性/顺应性之间达到较好的平衡。

历史

1. 1996 年底,由 Frantzen 设计并初次试验。

2. 1997 年 2 月,首次植入动物体内。

3. 1997 年 4 月,V-FLEX 和 V-FLEX Plus 支架在 CNN(du Nord 心脏中心)由 Bernard Chevalier 首次植入人体。

4. 1997 年 6 月,设计出 V-FLEX FMJ。

V-FLEX/V-FLEX Plus 支架技术参数

	V-FLEX	V-FLEX Plus
材料构成	无缝 316L SS	无缝 316L SS
射线透光性	中等	中等
铁磁性	无铁磁性(MRI 下安全)	无铁磁性(MRI 下安全)
膨胀时的金属表面积	3.0mm 的为 13.14%	3.0mm 的为 14.13%
支架设计	4 个桥	4 个桥
连接杆设计	V 形连接的冠组成连接杆	V 型连接的冠组成连接杆
连接杆角度	随支架大小而改变	随支架大小而改变
连接杆厚度	0.003 英寸(0.08mm)	0.003 英寸(0.08mm)
金属丝厚度	0.003 英寸(0.08mm)	0.003 英寸(0.08mm)

续表

未展开时的外径	0.062 英寸（1.6mm）	0.062 英寸（1.6mm）
在球囊上的外径	<1.00mm（<0.04 英寸）	<1.00mm（<0.04 英寸）
纵向柔软性	出色	出色
缩短率	0%	0%
膨胀的范围	2~3.5mm	2.5~3.8mm
缠绕（形状记忆）	<1%	<1%
辐射张力	出色	出色
现有的长度	12、16、20、24mm	12、16、20、24mm
现有的型号	预装支架	10、15、20、25mm
扩张后支架的通过性	出色	出色
其他非冠脉类型	无	无

V-FLEX/V-FLEX Plus 支架输送系统

膨胀的机制	球囊膨胀
指引导管的最小内径	0.064 英寸（1.63mm）
推荐的膨胀压力	10~12 个大气压
扩张后支架的通过性	非常好
确定支架直径	与动脉比值为 1：1

V-FLEX 冠脉支架族

优点	出色的柔软性 良好的支撑效果 高水平的跟踪能力 顺应性与缠绕支架相似 手装支架有很高的安全性

续表

优点	外径很小 没有预缩短 容易到达分支（V-FLEX） 另一个支架容易通过 病变和支架比较容易匹配
缺点	对射线透光性较大

V-FLEX 冠脉支架族如图 26-1、图 26-2 所示。

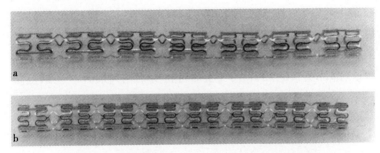

图 26-1　膨胀前的 V-FLEX 及 V-FLEX Plus 支架

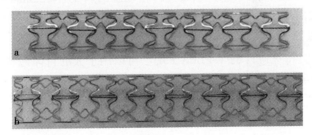

图 26-2　a.V-FLEX 膨胀后；b.V-FLEX Plus 膨胀后

输送技巧

1. 选择球囊直径和动脉内径的比例为 1∶1（半顺应或低顺应球囊）。为保险起见，选择的球囊长度大于支架的长度；使支架的长度与病变长度相匹配（V-FLEX 支架柔软性很好，所以没有必要在长病变中植入多个短支架)。

2. 手工安装支架时,要由边缘向中心卷曲支架,以保证其位置准确,并由周边向每一个方向施压;使用一只手的两个手指可以将支架卷曲成更好的筒状,而不要用两只手,以避免支架扭曲。平均需要约 30 秒。

3. 将 V-FLEX 未安装支架手工安装到使用过的球囊上,要比安装其他小外径管状支架迅速并安全。

此种支架的外径小、柔软性大,即使 24mm 长的支架也能很容易地放置到较困难的解剖部位;在试点研究中,未发生植入失败(30 名患者 /33 个支架)。不需要深插指引导管、加硬的导丝以及像啄木鸟技术这样的用力前推手法等。支架的边缘在良好的 X 线设备下很容易定位。在动物和人的试点研究中,造影和 IVUS 都证实,10~12 个大气压即可将支架均匀展开。在试点研究中,没有发生支架内血栓。

临床应用指征

1. V-FLEX 支架的指征　①分叉病变,而导丝、球囊和其他 V-FLEX 支架能到达分支;②自体小动脉的病变(≤2.5mm)。

2. V-FLEX Plus 支架的指征　自体动脉(2.5~3.8mm)的病变(除外分叉病变)。

3. 特殊设计的 V-FLEX FMJ　可以用于大的自体冠状动脉(4mm 或更大)。

4. 大隐静脉桥病变。

为什么选择这种支架?

1. 管状支架可提供较强辐射张力和覆盖支持;这种支架的第二代产品同时具有柔软性,但是在膨胀后,因其锁扣机制在边缘产生较大切应力比,这种柔软性消失。

2. 缠绕支架具有良好的柔软性,能与血管弯曲保持一致。

3. 模块支架(由模块连结或焊接而成)在弥漫性病变中具

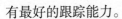

有最好的跟踪能力。

4. 这三种球囊膨胀支架的优点同时也带来了其特有的不足。V-FLEX 的设计第一次试图将三种支架的优点集于一身。这种支架按照管状支架来制作,但在冠脉中前进的轨道如同模块支架(管状 - 模块支架):事实上,两个冠由连结杆连结组成模块,V-FLEX 在其间提供柔软性。管状结构提供辐射张力,模块的作用方式使其在复杂病变中具有柔软性和跟踪能力,在膨胀后能顺应血管弯曲。

5. 经济问题越来越重要,这种支架尤其符合:"一处病变,一个球囊,一个支架"的概念。我们现在使用这种支架时都应用球囊预扩张;这是一种镀膜的半适应支架,球囊的外径很小,V-FLEX 支架能很轻易而迅速地安装到球囊上,并且非常安全。如有必要,将支架回撤到 6F 的指引导管中没有任何问题,这种支架的安全性超过任一手工安装支架以及大多数预装支架。支架族的概念允许根据病变(动脉直径、分支保护)来选择最适合的支架。

研究

试点研究:① 30 名患者,33 个支架;② 42% 为 C 形病变;③ 39% 为旋支病变;④动脉直径为(3 ± 0.4)mm;⑤没有发生植入失败;⑥没有支架内血栓,没有 MACE;⑦最终 MLD 为(2.9 ± 0.4)mm;⑧多中心登记;⑨ 200 名患者;⑩对事件集中分析,对造影结果在核心实验室分析。

第二十七章
InFlow 冠状动脉支架

InFlow Dynamics AG, Munich, Germany

描述 激光刻蚀的管状设计

历史

1. 1996 年初,首次植入人体。

2. 1996 年底,已植入 4000 枚。

3. 1996 年 11 月,首次植入镀金支架。

4. 1997 年 2 月,对不锈钢支架做 CE- 标记。

5. 1997 年 4 月,对镀金支架做 CE- 标记。

6. 到 1997 年年中,已植入超过 10 000 枚支架。

支架技术参数

材料构成	316L 不锈钢 / 同质的 $5\mu m$(0.0002 英寸)厚镀金
不透射线度	支架为中等,镀金高
铁磁性	无铁磁性
金属表面积	2.0mm　20% 2.5mm　16% 3.0mm　14% 3.5mm　12% 4.0mm　11% 4.5mm　10% 5.0mm　10%
支架设计	管状,与卵圆形的连接交叉部分呈正弦曲线相连,每周有六个曲线

续表

连接杆设计	卵圆形交叉部分 155μm × 75μm(0.006 英寸 × 0.003 英寸)
连接杆厚度	75μm(0.003 英寸)
连接杆角度	取决于直径
外径	未展开(未安装)为 2.0mm 膨胀:2.5~5.0mm
膨胀后缩短率	2.0mm　1% 3.0mm　4% 3.5mm　7% 4.0mm　9% 4.5mm　13% 5.0mm　17%
膨胀范围	2.5~5.0mm
缠绕程度	<5%
辐射张力	高
现有支架的直径	根据球囊大小从 2.5 到 5.0mm
现有支架的长度	不锈钢和镀金支架都有 7.0mm、9.0mm、15.0mm 和 23.0mm
支架植入后的通过性	出色
支架输送系统	预制

　　有涂层及无涂层支架置入同一动物血管内效用对比见图 27-1。

输送技巧

1. 将支架置于球囊中心。

2. 从支架中部开始,以渐增的力量将支架压卷在球囊上。

无涂层　　　　　　　　　有涂层

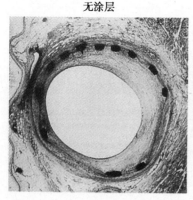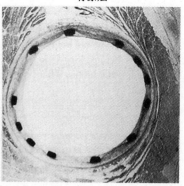

图 27-1　有涂层及无涂层支架置入同一动物血管内四周后的组织学标本

在 32 根绵羊冠状动脉,有涂层支架(200μg PLA,10μg PEG-Hirudin
及 2μg PGI2)平均减少再狭窄 29%

3. 将支架两端压紧。

4. 在体外即将球囊送至导丝远端。

5. 以稳定的卷曲压力,用手将支架包在球囊上。

6. 以 0.2~0.4 个大气压充盈球囊,观察其未被支架覆盖处的轻微膨胀。

7. 挤压膨起的球囊两端,使膨胀分布均匀,卷压支架的两端。

8. 打开安全阀,缓慢送入球囊和支架,避免在通过阀门时损伤支架。

9. 将附在球囊上的支架送入冠脉近段,使球囊完全脱离指引导管。

10. 抽气,以确保在送入球囊时没有将空气吸入指引导管。

11. 可能需要打开安全阀使部分血液流出,以排空指引导管中的空气。

12. 使用 0.1~0.2mg 的硝酸甘油,并以氯化钠冲洗。

13. 将支架送至目标病变处。在做最后的造影前,以负压抽吸球囊,避免充盈缺损,然后在病变处以 6 到 14 个大气压充盈球囊,膨胀支架。

临床应用指征

① PTCA 结果不理想或残余夹层,急性心肌梗死;②病变位于远端且较复杂;③小血管病变;④再狭窄病变;⑤长病变和弥漫病变;⑥需要进入分支;⑦需要精确定位的开口病变。

为什么选择这种支架?

这是一种外径小的光滑的支架,可以与 PTCA 所用的相同标准的球囊共同使用。不需要球囊高压即可获得极好的效果。甚至在其他支架植入失败的情况下也可以获得极大的成功。镀金支架可视性高。

正在进行的试验

1. 对比标准 InFlow 钢支架和 InFlow 镀金支架的新生内皮增生——血管内超声的定量研究(随机多中心试验)。

2. InFlow 镀金支架和不锈钢支架临床效果的随机对照(包括 200 名患者的随机单中心研究)。

3. 对比 InFlow 钢支架、镀金支架和可释放水蛭素和 Iloprost 的生物降解涂层的镀金支架(试点研究)。

4. 在 2.5~3.0mm 的小血管应用涂层支架和非涂层支架的对比。

5. 在急性心肌梗死中应用涂层支架和非涂层支架的对比。

第二十八章
ACT-ONE™ NITINOL 冠状动脉支架

Progressive Angioplasty Systems Inc,门洛帕克,美国加州

描述 由镍钛制成的(镍钛诺)由球囊扩张的带槽冠状支架。

历史

1. 20 世纪 90 年代初,HARTS™ 支架在犬身上试验(Heat Activated Removable Temporary 支架)。

2. 1994 年,发展出了镍钛诺支架的永久版本——ACT-One™。

3. 1994~1995 年,扩展到兔、狗、猪的动物实验显示出了良好的生物相容性及低血栓发生率。

4. 1995 年,美国 IDE 开始临床试验。

5. 1995 年,第一批临床试验在美国、欧洲及日本开展。

6. 1996 年,引进重设置版本。

支架技术参数

构成材料	镍钛合金(镍钛诺)
射线不透过性	优秀
铁磁性	无铁磁性(MRI 下安全)
金属表面积(于扩张 4mm 状态)	约 23%
金属横截面积	约 47mm^2,取决于横截面
骨架设计	由带槽管切出的扁平骨架
骨架厚度	0.007 英寸

续表

未扩张侧径	0.052 英寸
纵向柔软度	优秀
扩张短缩率	很小（17mm 支架扩张至 4.0mm 短缩为 13.2mm）
现有直径	3.0~4.0mm，取决于输送球囊
现有长度	现有 8mm 及 17mm 两种，更长更短的型号即将推出
其他现有非冠脉类型	无

支架输送系统

输送机制	球囊扩张
指引导管最小内径	0.062 英寸
预装于输送导管	现有未预装或预装可迅速切换
保护鞘 / 套	否
不透光位置	不需标记
标记	整个支架体常规透视下都良好可视
推荐扩张压	8~16 个大气压
推荐进一步球囊扩张	是
再通过性	佳
直径尺寸	比最大管腔直径大 0.25~0.5mm

ACT-ONE™ NITINOL 支架如图 28-1、图 28-2 所示。

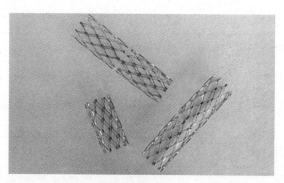

图 28-1　ACT-One™ 冠脉支架（长 17mm，联结桥 0.5mm）

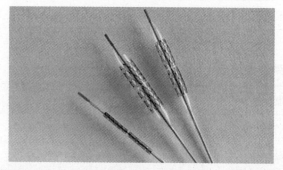

图 28-2　ACT-One™ 冠脉支架位于一直径 3mm 的带有
双标志长 20mm 预装于导丝上的支架输送系统

输送技巧

难点	解决方法
在某些型号球囊上难以盘曲	1. 预扩张输送球囊。仅适用除硅的聚乙烯的输送球囊 2. 用至少 8 个大气压预扩张球囊，在中间或 0.5 个大气压位置卷曲球囊 3. 在球囊上缠绕支架

临床应用指征

1. 原位冠脉病变，尤其是坚硬病变。

2. 桥血管。

3. 开口病变（因其优秀的射线不透过性）。

研究

现有:①日本注册研究;②美国随机试验;③欧洲 ACT-UP 研究。

第二十九章
STS 冠状动脉支架

Catholic University Leuven,Belqium

描述　单线螺旋线圈正弦支架。

历史

1. 20 世纪 90 年代初,开发了装有带药的高分子材料的支架样装置来研究支架相关的药物输送系统。

2. 1994 年 11 月, 由 Ivan De Scheerder、UH Gasthuisberg、Leuven 第一次完成人体植入。

3. 1995 年,200 枚 STS 支架被应用于治疗球扩血管成形术所致的亚急性血栓形成及严重脱离。

STS 冠脉支架如图 29-1 所示。

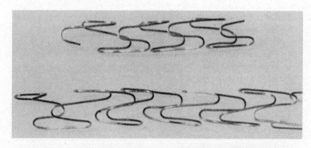

图 29-1　IDS-STS 支架,该球囊扩张式单线螺旋线圈
正弦支架长度从 12mm 至 60mm 均可见到

支架技术参数

构成材料	316L 不锈钢丝
射线不透过性	取决于钢丝厚度(中→佳)

续表

铁磁性	无铁磁性（MRI 下安全）
金属表面积	5%~15%
支架设计	缠绕钢丝
骨架厚度	0.15~0.25mm
未扩张外径	0.051~0.065 英寸
纵向柔软度	优秀
膨胀后缩短率	<5%
现有直径	2.5~4.0mm
现有长度	12、14、16、18、20、24、30、36、40、50、60mm

输送技巧

1. 用任何常用的球囊以 1∶1.2 的球囊/血管比行预扩张至球囊完全扩张。

2. 再次进入球囊以去除可能的抵抗。

3. 清洁球囊，抽瘪使其维持负压。

4. 将支架在球囊上滑动，使其定位于球囊正中。

5. 支架应逐渐的压到球囊上，过程中应使手指压迫支架的整个长度。

6. 测试以确定支架已正确的固定在球囊，以保证它在释放之前不会移动或掉出。

7. 进支架前再次确定指引导管位置。

8. 支架加压 8~10 个大气压。

应用说明

1. STS 0.15 原位冠脉病变（2.0~2.5mm）。

2. STS 0.18 原位冠脉病变及桥静脉（2.5~3.5mm）。

3. STS 0.22 原位冠脉病变及桥静脉（3.5~5mm）。

4. STS 0.25　外周动脉（6~12mm）。

研究

此冠脉支架最初是作为实验装置供实验室使用的。由于我们的初步实验的经验表明，这种"自制"支架可以很容易在猪外周血管以及在冠脉置入，且其内膜增生程度与现有的商业 Palmaz Schatz 支架类似，一项临床评价研究便开始了。在比利时鲁汶大学医院的 164 个患者体内，置入了 200 个支架。患者成功率达 95%，亚急性再闭塞率为 0.6%，其后心绞痛再发率为 4.9%。最初 50 例患者 6 个月后造影结果再狭窄率为 26%。现有经验显示一个由球囊扩张的不锈钢支架可以低成本手工制作，并与昂贵的商业可用的设备取得类似的临床效果。此外，由于各种长度直径型号均可获得，此支架在客户定制方面亦有优势。

第三十章
Coroflex 系列冠状动脉支架

B.Brown Melsungen AG, Germery

Coroflex 冠脉支架特点:卓越的柔软性,外径小。适合普通病变,远端弯曲病变。

支架技术参数

支架材料	316L 不锈钢
支架结构	管状支架,正弦曲线设计
支架外径	<1.0mm
金属覆盖率	12%
长度缩短率	≤3%
弹性回缩率	≤4%
命名压	6bar
爆破压力	15bar,12bar(直径 4mm)
现有的直径	2.5、3.0、3.5、4.0mm
现有的长度	8、13、16、19、25mm

一、Coroflex Delta 冠脉支架

特点:良好的支撑性,较小的外径。适合开口处,钙化病变,直接支架。

Coroflex 系列冠脉支架打开前后示意图见图 30-1、图 30-2。

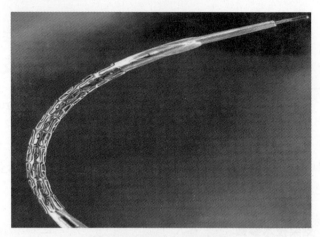

图 30-1　支架打开前示意图

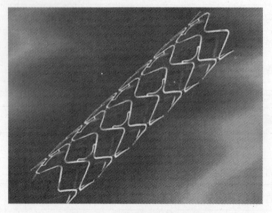

图 30-2　支架打开后示意图

技术参数

支架材料	316L 不锈钢
支架结构	管状支架,正弦曲线设计
支架外径	<1.1mm
金属覆盖率	15%

续表

长度缩短率	≤3%
径向支撑力	280mN
命名压	6atm
爆破压力	15atm,12atm(直径 4mm)
现有的直径	2.5、3.0、3.5、4.0mm
现有的长度	8、13、16、19、25mm

临床研究

目的:观察 Coroflex Delta 支架的临床成功率,以及 PCI 术后 6 周观察期内预期发生临床事件的概率。

从 2002 年 9 月 1 日到 2002 年 12 月 31 日,在多特蒙德 St·Johannes 医院连续有 200 名放置支架的 PCI 患者入选到本观察研究中,其中女性 53 名(27%),男性 147 名(73%),平均年龄(65.1±10.4)岁。使用的 Coroflex Delta 支架,长度为 8、13、16、25mm,直径为 2.5、3.0、3.5、4.0mm。记录患者的性别、年龄、身高和体重,PCI 的适应证、狭窄的类型、钙化的程度、血管的直径、PCI 术前和术后存在的狭窄以及并发症。介入治疗的适应证包括稳定型心绞痛患者 128 名(64%)、晚期心肌梗死(发病 24 小时~30 天)42 名(21%)、急性心肌梗死(发病 <24 小时)30 名(15%)。使用 Coroflex Delta 支架治疗的全部患者的病变部位:7 例为搭桥血管(ACB),4 例为主干狭窄(MSS),1 例为中间支(RI 右冠状动脉),90 例为左前降支(LAD)主干或者分支,43 例为左旋支(LCX)主干或者分支,55 例为右冠状动脉(RCA)主干或者分支。狭窄的形态学分布:2% 是 A 型,27% 是 B1 型,44% 是 B2 型,27% 是 C 型。对钙化进行评估:18% 没有发现钙化,58% 存在轻度钙化,而 24% 有中到重度钙化。在总共 200 名患者中,132 名患者(66.0%)直接放置支架成功,另外 68 名患者(34.0%)先进行传统的预扩张,然后再放置支架。73% 的患者放置一个

支架,27% 的患者放置两个或者更多的支架。39% 的患者使用 GPⅡb/Ⅲa 拮抗剂进行治疗,其中 4% 使用 ReoPro,35% 使用 Aggrastat。抗凝治疗的适应证根据血清肌钙蛋白 - I 的值确定。使用 Coroflex Delta 支架进行 PCI 的所有患者均获得成功。其中 1 名(0.5%)患者出现急性支架内血栓形成(在 8 小时内)。在随访的 6 周中,共记录到 5 起主要心血管事件(2.5%)。有 2 起死亡事件(1%;其中 1 起为交通事故,另 1 起死亡原因不清);另外 3 名患者(1.5%)由于支架处血栓形成,必须入院治疗。有 4 名患者(2%),由于无法联系,没有能够进行随访。

二、Coroflex theca—PTFEP 涂层支架

特点:具有 POLYZENE-F 涂层,可减少血小板黏附激活,降低 GPⅡb/Ⅲa 受体密度,抑制补体系统活性,抑制炎症细胞聚集,减低免疫反应(图 30-3)。

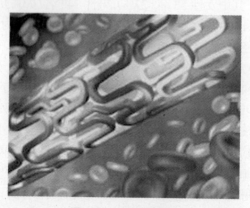

图 30-3　支架示意图

支架技术参数

支架材料	316L 不锈钢
涂层	POLYZENE-F

续表

支架外径	<1.1mm
命名压	6atm
爆破压力	15atm,12atm（直径 4mm）
现有的直径	2.5、3.0、3.5、4.0mm
现有的长度	8、13、16、19、25mm

灌注模型：采用富含血小板血浆，在一个灌注模型上，对POLYZENE-F 涂层和未涂层的 Coroflex 支架进行了研究，测量指标包括循环中血小板定量、血小板反应和激活、凝血系统的进一步激活和 GPⅡb/Ⅲa 受体密度。涂层的支架与未涂层支架比较，显示出显著的血小板黏附减少（绿色点），如图 30-4所示。

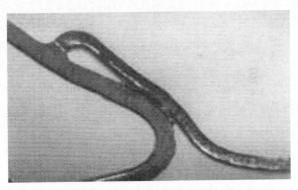

图 30-4　POLYZENE-F 涂层的支架

动物反应的兔模型：POLYZENE-F 涂层的 Coroflex 支架动脉充分愈合，没有看到纤维蛋白血栓或者炎症，对照和涂层支架的内膜在 28 天时充分发育，由平滑肌细胞组成，在蛋白聚糖/胶原基质中炎症细胞极少。

临床研究

ECORI 试验

方法:共有 103 例因冠脉狭窄病变入院进行介入治疗的患者,平均年龄(63.9 ± 10.9)岁。入选血管直径在 2.75~4mm 之间(不包括 4mm),病变血管长度 <16mm,血管狭窄率在 70%~100% 之间,5/103(4.9%)病变为 A 型,52/103(50.5%)病变为 B1 型,46/103(44.6%)病变为 B2 型。

结果:支架置入成功率为 100%。然而,5/103(4.9%)的患者由于不符合单个冠脉支架置入的纳入标准,或者符合排除标准而被排除。由于与操作相关的撕裂,7/98(7.1%)的患者需要放置另外的支架。

在其余 91/103(88.3%)的患者中,平均扩张压为(1.25 ± 0.25)MPa。49/91(53.8%)的患者,支架置入前没有进行预扩张。在进行术前和术后定期血管造影随访的患者中,狭窄程度由最初的(87.2 ± 5.8)% 降低到支架置入后的(13.5 ± 5.5)%,但是在支架置入术后的(6.2 ± 1.3)个月,又上升到(32.4 ± 21.7)%。晚期丢失和晚期丢失指数为(0.66 ± 0.70)和(0.22 ± 0.44),再狭窄率为 10/64(15.6%)。在(7.0 ± 2.4)个月的临床随访中,3/91(3.3%)的患者进行了靶病变血运重建,4/91(4.4%)的患者因与靶病变无关的原因死亡,1/91(1.1%)的患者发生心肌梗死。3/91(3.3%)的患者失访。

在全部 103 例打算进行介入治疗的患者中,平均扩张压为(1.27 ± 0.24)MPa。57/103(55.3%)的患者,支架置入前没有进行预扩张。在进行术前和术后定期血管造影随访的患者中,狭窄程度由最初的(87.3 ± 5.7)% 降低到支架置入后的(14.3 ± 8.3)%,但是在支架置入术后的(6.4 ± 1.4)个月,又上升到(32.9 ± 22.8)%。晚期丢失和晚期丢失指数为(0.64 ± 0.71)和(0.23 ± 0.44),再狭窄率为 11/76(14.5%)。在(7.1 ± 2.3)个月的临床随访中,3/100(3.0%)的患者进行了靶病变血运重建,4/100(4%)的患者因与靶病变无关的原因死亡,1/100(1%)的

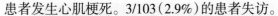

患者发生心肌梗死。3/103（2.9%）的患者失访。

结论：Coroflex Theca-Stent™ 支架具有良好的置入成功率和较低的再狭窄发生率。

三、Coroflex Blue 支架

描述　将钴铬合金出众的材料优势与创新设计相结合，形成具有高度柔软性和可靠性的冠状动脉支架。

历史　2004 年 7 月，Coroflex Blue 冠状动脉支架系统获得欧洲 CE 认证。该支架的推送系统为在 2003 年 7 月获得 CE 认证的 SeQuent 球囊导管。

Coroflex Blue 支架技术参数

材料构成	钴铬合金
射线透光性	中等
铁磁性	无铁磁性（MRI 下安全）
纵向柔软性	很好
现有的直径	2.5~4.0mm
现有的长度	8、13、16、19、25mm
辐射张力	非常高
管壁厚度	65μm

Coroflex Blue 支架特性

1. 柔软的支架体系　具有独特中点连接装置的模块设计，使得支架在各方向上获得最佳的柔软性能。

2. 9 边形的设计　9 边形设计确保优化的支架释放和良好的血管壁吻合从而降低内膜损伤的风险（图 30-5）。

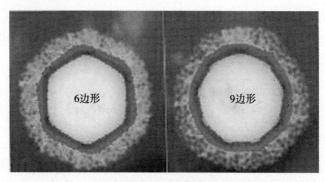

图 30-5　9 边形的设计

3. 扩大的网孔直径　open cell 设计,提供高达 1.3mm 的可通过直径,确保良好的侧支进入能力(图 30-6)。

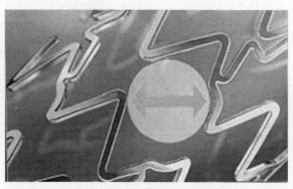

图 30-6　扩大的网孔直径

4. 65μm 管壁厚度　钴铬合金(新一代支架材料)能够降低支架外径和管壁厚度,而不会降低支架的显影性或者径向强度。通过病变外径 0.017″。

5. 先进的推送系统　SeQuent 的零外径 X 线标记和 QUAD 球囊折叠系统使得通过外径小于 1mm。创新的连续头端设计,使用智能混合材料制造,确保获得优良的通过性能。螺旋形设计的中柄推动传送系统改善了导管的推送性和前进特性

（图 30-7）。

6. 最小的球囊突出 支架每侧的球囊突出小于 0.5mm，减少了支架放置过程中对健康组织的影响（图 30-7）。

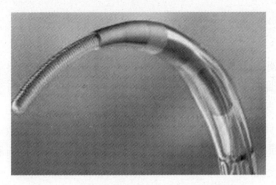

图 30-7 先进的推送系统 最小的球囊突出

临床研究

在 2004 年 7 月 1 日至 2005 年 11 月 10 日期间，来自欧洲及亚洲 14 个国家的 66 个中心参与了 Coroflex Blue 全球注册研究，共有 2372 例患者应用 Coroflex Blue 支架进行了经皮冠状动脉介入（PCI）手术。本注册的手术成功率为 98.7%。亚组分析显示 2.5mm 病变的手术成功率为 97.2%，3.0mm 和 3.5mm 病变的手术成功率分别为 97.6% 和 99.3%。值得注意的是，在困难的慢性闭塞病变（CTO）中，手术成功率也接近 96%。在重度迂曲和钙化病变中，手术成功率则分别为 96.1% 和 96.9%。初步的临床随访数据显示了极低的 6 个月的 MACE 发生率（8.3%）和 TLR 发生率（3.8%）。在 B2 和 C 型病变占到 61.1% 的患者人群中，98.7% 的手术成功率也是卓越的。与其他非不锈钢金属支架的注册／试验相比，Coroflex Blue 6 个月的 MACE、TLR、急性 MACE 和手术成功率都证实了该支架在"真实世界"的临床实践中的安全性和有效性。

四、Coroflex Please 支架

描述 紫杉醇释放结合 Coroflex Delta 柔顺的冠脉支架系统。

历史 2006 年 8 月在欧洲上市。

支架特点

1. 具有临床证实有效的抗增生药物——紫杉醇。

2. 支架平台为 Coroflex Delta 柔顺的冠脉支架系统。

3. 具有 POLYZENE-F 涂层，可减少血小板黏附激活，降低 GPⅡb/Ⅲa 受体密度，抑制补体系统活性，抑制炎症细胞聚集，减低免疫反应。

临床研究

PECOPS I（The Paclitaxel-Eluting Coroflex® Please Stent Pilot Study）临床研究的结果：

1. 患者描述 ① 125 名入选患者的平均年龄为 66 岁；② 35.2% 的患者有糖尿病；③ 12.8% 的患者为不稳定型心绞痛。

2. 病变类型 87% 的患者为 B 型病变

3. 结果 手术成功率：94.8%

30 天结果		PECOPS I 研究 6 个月临床随访	
Thrombotic Events	1.1%	Thrombotic Events	1.1%
MI	1.1%	MI	1.1%
Death	0.0%	Death	0.0%
TLR	0.0%	TLR	5.7%
Total MACE	2.3%	Total MACE	8.0%

4. 6个月造影随访 支架内再狭窄 3.9%,节段内再狭窄 7.8%。

5. 结论 新的 Coroflex® Please 支架在随访结果和 MACE 发生率与其他涂层支架都是相当的。

第三十一章
Diamond AS 及 diamond flex AS 冠状动脉支架

Phytis Medical Devices GmbH, Germany

描述　被覆类钻石涂层的 316L 不锈钢冠脉支架。

技术参数

支架材料	316L 不锈钢 / 类钻石涂层
透视下可见度	中等
支架结构	管型支架,边缘光滑及多弯形连接
支架厚度	Diamond AS:60μm ± 10μm Diamond Flex AS 16:80μm ± 10μm Diamond Flex AS 25:100μm ± 10μm
回缩率	Diamond AS<4% Diamond Flex AS<5%
金属覆盖率	14%~18%(Diamond AS) 10%~16%(Diamond Flex AS)
横切面:非扩张状态(未预装前)	1.6mm
扩张后缩短百分比	Diamond AS 9=4.5%(3.5mm) Diamond AS 16=8.4%(3.5mm) Diamond Flex AS 16=6.1%(3.5mm) Diamond Flex AS 25=2.7%(3.5mm)
支架扩张情形	Diamond AS:均匀扩张 Diamond Flex AS:在支架中央先扩张

续表

最小导引导管内径	6F
额定压力	6atm
额定爆破压	13~16atm
平均爆破压	14~17atm
可供应支架直径	Diamond AS：2.5~5.0mm Diamond Flex AS：2.5~6.0mm
支架表面	组织相容性极好之类钻石涂层

Diamond AS 及 diamond flex AS 支架如图31-1、图31-2所示。

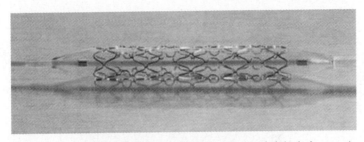

图 31-1 diamond flex AS（支架长度为 16.3mm，球囊长度为 18mm）

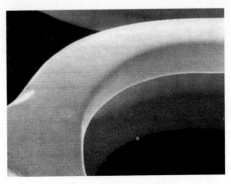

图 31-2 支架表面光滑

支架特点

1. 支架中间先扩张,再向两端伸展,不会令血管内壁损伤(图 31-3)。

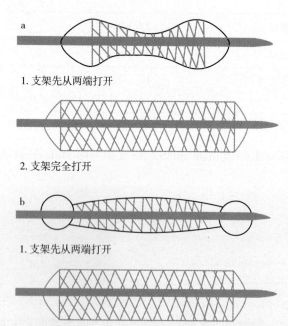

a

1. 支架先从两端打开

2. 支架完全打开

b

1. 支架先从两端打开

2. 支架完全打开

图 31-3 一般管状支架扩张时,两端先扩张,损伤支架两端之血管壁,从而引起炎症反应导致平滑肌细胞过度增生(a);Phytis 支架扩张时,采用多样管壁技术,不会损伤两端血管壁,从而减少平滑肌增生现象(b)

2. 类钻石涂层能阻止重金属离子释放出来,有效降低免疫及炎症反应,降低再狭窄率。

3. 类钻石涂层表面亲水性基团,使支架推进容易,及有较好的组织相容性。

临床研究

1. Barragan(1999),巴黎 Paul Barragan 中心曾进行过 6 个

月的临床随访。在 165 个患者中,治疗 250 处病变部位,当中 de Novo 病变部位之 TLR 为 3.7%。

2. Paolillo 医生(2000)也曾拿类钻石涂层支架与最新 316L 不锈钢支架作比较。涂层支架比不锈钢支架的相对再狭窄率低 59%,前者 TLR 只为 4.1%,而后者 TLR 则为 10.1%。

3. Salachas 医生曾将 128 条 Phytis DLC 涂层支架植入于 96 例患者 /121de Novo 病变,其后用铊扫描检验进行了 6 个月随访。只有 9 个患者呈阳性结果:5 个患者出现支架内再狭窄 (B+C 病变);4 个患者显示有进展性动脉粥样硬化。总体造影结果:再狭窄率为 4.1%。

4. Vrachatis 及其他医生在植入 61 条 OLe 涂层支架后,临床上只发现 2 例再狭窄,得出 TLR 为 3.27%。该医生认为,若有办法能将血管壁与支架表面的金属隔开,则其再狭窄机会,与一般不带涂层——血管壁直接与金属接触之支架比较,前者较低。

5. Gutensohn(2000)验证可阻止重金属离子释放之类钻石涂层与 316L 不锈钢之间,对激活血小板及微血栓生成之分别。非涂层支架释放出高浓度钼及镍离子,而 DLC 涂层支架则不会,我们可通过测定 CD62p 及 CD63 浓度——两参数均反映血小板的激活程度,从而来查证非涂层支架激活血小板之程度较高。其结论为:类钻石涂层支架有效地加强组织相容性及降低微血栓形成。

6. Margaris 对 97 个患者于 de Novo 病变部位植入了 105 个支架,当中只有 4 个病例出现临床再狭窄,临床再狭窄在此处定义为在植入 3 个月后随访中发现心绞痛或负荷测试呈阳性者。

7. Koster(2000)在研究支架内再狭窄问题中,发现答案可能是由于血管壁接触到 316L 不锈钢释放出来的重金属离子而引起的过敏反应。Koster 发现所有对重金属离子有过敏反应的患者,在术后 1~6 个月随访中有 50%~70% 会出现支架内再狭窄情况。同时这些患者都出现胸前区绞痛症状。他强调置入不锈钢会引起炎症及过敏反应，导致在植入支架周边出现纤维等组织增生，形成支架内再狭窄之组成部位。"若患者对重金属过敏，避免植入不锈钢支架可选择类钻石涂层支架。"

第三十二章
JOSTENT GraftMaster 及 JOSTENT FlexMaster 冠状动脉支架

Abbot USA

描述 带膜冠脉支架系统,支架直接安装在标记上使之能够精确定位。

JOSTENT GraftMaster 及 JOSTENT FlexMaster 支架如图 32-1 所示。

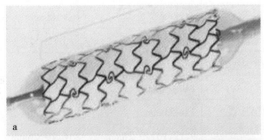

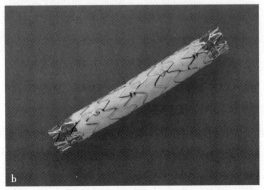

图 32-1 JOSTENT GraftMaster 支架打开前后外观

一、JOSTENT GraftMaster

支架技术参数

	JOSTENT GraftMaster（直径 3.0~4.0mm）	JOSTENT GraftMaster（直径 4.5~5.0mm）
材料	316L 不锈钢 PTFE 聚四氟乙烯	316L 不锈钢 PTFE 聚四氟乙烯
支架壁厚度	0.3mm	0.3mm
推送杆尺寸	2.0~2.7F	2.0~2.7F
预放外径	≤1.5mm（0.059″）	≤1.6mm（0.063″）
最佳打开压力	最小 14bar	最小 12bar
额定爆破压	16bar	14bar
平均爆破压	≥22bar	≥18bar
最小指引导管	I.D.0.068″	I.D.0.074″
推荐使用指引导丝	0.014″	0.014″
使用长度	140~145cm	150~155cm
支架扩张范围	3.0~5.0mm	3.0~5.0mm
现有长度	9、12、16、19、26mm	16、19、26mm

JOSTENT GraftMaster 特性

1. 采用了雅培公司最新推出的 JOCATH Maestro 的球囊/推送杆技术。推送杆不同部分之间的协调性平衡了系统,并将推送性转化为优秀的跟踪性。

2. 外径小 病变进入的最小外径为 0.017″,并且预装支架的外径也非常小,这使得 JOSTENT GraftMaster 具有卓越的穿透性能。此外,这性能还方便了远端病变的进入。

3. 精确的定位 通常在两标记间放置支架时会遇到标记相对于支架的定位出现不一致的情况,而 JOSTENT GraftMast

独特地将支架定位于标记上。标记的外沿精确地指示了支架的两端。

4. 预装　不需要额外的热塑技术,可简单、安全、准确地传送冠脉支架系统。由于球囊具有独特的折叠性保证了支架均衡地扩张。为了获得与血管壁最理想的吻合效果,球囊扩张压力达到了 12~14bar。推荐使用 IVUS。

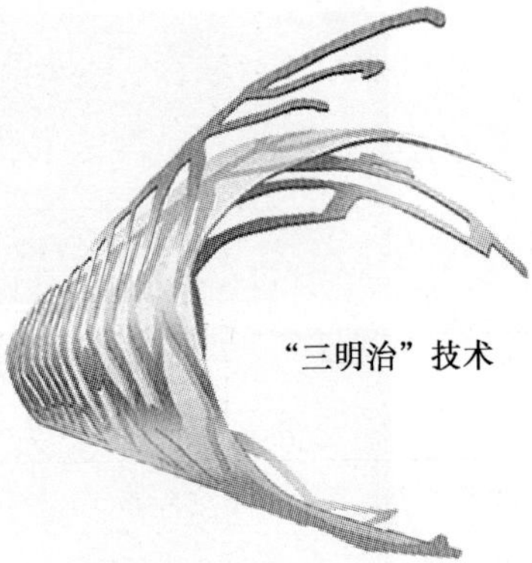

5. 结构采用了三明治技术,在两根 JOSTENT Flex 支架间放置了一层超薄并可扩张的 PTFE(图 32-2、图 32-3)。

6. 独特的柔韧性设计使支架具有绝佳的辐射张力,同时在弯曲的血管中也可灵活地操作。

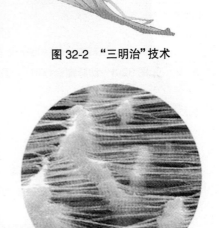

"三明治" 技术

图 32-2　"三明治" 技术

图 32-3　可延展的 PTFE 薄膜

7. 可视性　JOSTENT 带膜支架系统所采用的独有的三明治技术保证了手术中极佳的可视性。

8. 可扩张的 PTFE 植入材料,其结构特征就是保证纵向硬度的同时,在一个方向上扩张。

临床应用指征

1. 冠脉穿孔,破裂。

2. 动脉瘤(图 32-4)。

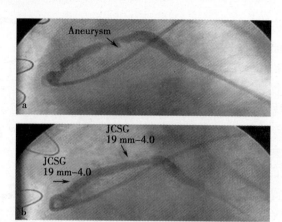

图 32-4 动脉瘤治疗前(a)及放置 2 个支架后(b)

3. 静脉血管移植。

二、JOSTENT FlexMaster

描述 支架表面有一层超薄,类似血管壁结构的肝素涂层,可减少亚急性支架内血栓和晚期支架闭塞(图 32-5)。

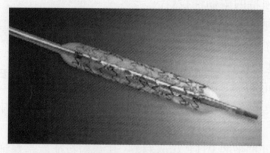

图 32-5 支架外观

支架技术参数

支架材料	316L 不锈钢
支架壁厚度	0.09mm

续表

推荐使用的最小导引导管	5F
球囊材料	BM2（半顺应性）
预放直径	≤1.1mm
命名压	8bar
额定爆破压	14bar
平均爆破压	≥22bar
推送杆尺寸	近端 2.0F，远端 2.7F
现有的直径	2.5、2.75、3.0、3.5、4.0、5.0mm
现有的长度	9、12、16、19、23、26、32mm

支架特点

1. 肝素涂层　支架表面的超薄、类似血管壁结构的JOMED肝素涂层在高危病变中可减少亚急性支架内血栓和晚期支架闭塞。

2. 精确放置　支架直接被压缩在标记上有利于精确定位，支架众多规格保证了覆盖不同大小的病变。

3. 最佳的支架/球囊定位　优化球囊设计将球囊的持久影响减少到最小，由于球囊肩部长度的减少，可将支架边缘切开的危险性减少到最小。

4. HYDREX 涂层系统　HYDREX 涂层系统是尖端亲水涂层和指引导丝腔内、推送杆 JET 涂层的结合。

第三十三章
MULT-LINK VISION 冠状动脉支架

GUIDANT Corporation，USA

描述 钴铬合金支架，拥有最薄的支架壁和良好的柔软性。

支架技术参数

材料构成	钴铬合金
射线透光性	中等
铁磁性	无铁磁性（MRI 下安全）
纵向柔软性	非常好
现有的直径	2.75~4.0mm
现有的长度	8、12、15、18、23、28、33、38mm
支架通过外径	最低 0.040″
管壁厚度	0.0032″

支架特性

1. 钴铬合金技术 钴铬合金为生物相容性材料。比不锈钢更强韧，更不透 X 线，允许支架有更薄的支架壁厚度而能保持同样良好的支撑力和 X 线下可视性。

2. 柔软，小系统外径 VISION 提供良好的柔软性，并有较低的支架通过直径，仅为 0.040″（图 33-1）。

3. 更薄的支架壁 VISION 有最薄的支架壁，仅为 0.0032″，使血管损伤减少，从而保持良好的临床结果（图 33-2）。

4. 低再狭窄率 其 180 天支架内再狭窄率为 15.7%。

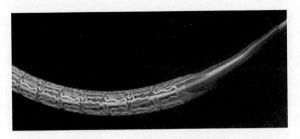

图 33-1　支架柔软,通过外径小

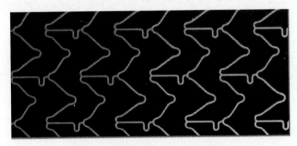

图 33-2　支架壁仅为 0.0032 英寸

5. 低金属容量　ML VISION 比最相似的竞争支架产品的金属容量还要低 50%。

临床应用指征

在以下情况下考虑使用裸支架:

1. 病变血管直径≥3.5mm 或病变长度≤15mm。
2. 不能长期使用抗凝药物。
3. 房颤患者,已经使用华法林治疗。
4. 需进行其他外科手术的患者。
5. 老年患者。

临床研究

DaVinci 研究:

1. 入选患者 1264 例,临床随访 9 个月,糖尿病患者占 26.2%,

B/C 型病变占 88%，所有病变均使用 Vision 支架，首要临床终点：9 个月 TVF。

2. DaVinci 研究中的 9 个月 TVF 结果与其他 DES 研究的结果比较

结论：总体而言，即使在部分糖尿病和复杂病变中，Vision 支架提供了良好的临床结果（TVF10.8%），特别在血管直径≥3.5mm 的病变中，和 DES 相比，TVF 差异甚小。

第三十四章
Duraflex™ 冠状动脉支架

Avantec Vascular Corporation, USA

描述 其独特设计在于卓越的柔软性和出色的辐射张力，低金属覆盖率。

支架技术参数

支架材料	316L 不锈钢
扩张后金属表面积	3.0mm 直径支架为 14%
支撑架规格	0.0045″ 厚, 0.0042″ 宽
回缩率	1.2%

支架输送系统

球囊材料	Optimax™
推荐使用的最小导引导管	5F（最小内径 0.056″）
导丝规格	0.014″
尖端入口剖面直径	0.017″
过渡部剖面直径	0.040~0.044″
额定压力	9atm
额定爆破压力	16atm
现有的直径	2.5~4.0mm
现有的长度	8、11、14、18、21、25mm

Duraflex 支架如图 34-1 所示。

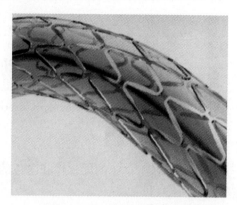

图 34-1　支架结构及技术特点

支架特性

1. Duraflex 具有非常卓越的柔软性,使得支架能通过弯曲的血管解剖部位和通过困难的血管病变处。在 13 种(Duraflex,Crossflex,Mutilink,BxVelocity,Duet,Jostent,S7,Bestent,Tera,Ave GFX,Penta,NIR Primo,Express)主要支架的测试中,Duraflex 支架柔软性最好。

2. 具有极强的辐射张力,可防止支架在某些病变部位撑开后回缩,其辐射张力来自于支架展开后支架杆角度较大,比其他设计更接近于环形。在 10 个(Duraflex,Crossflex,Mutilink,BxVelocity,Duet,Jostent,S7,Tera,Penta,Express)被测试的支架中,Duraflex 支架具有最高的辐射张力。

3. Duraflex 支架/推送系统剖面直径小,加上支架良好的柔软性,可使之能够到达那些狭窄非常严重的病变、弯曲和远端血管解剖部位,在检测的 13 种支架中(Duraflex,Crossflex,Mutilink,BxVelocity,Duet,Jostent,S7,Bestent,Tera,Ave GFX,Penta,NIR Primo,Express),Duraflex 支架剖面直径是最小的。

4. Duraflex 支架的独特设计将支架释放后的弹性回缩减到最小。直径为 3.5mm 的 Duraflex 支架回缩率为 1.2%,在检测的 10 种支架中(Duraflex,Crossflex,Mutilink,BxVelocity,Duet,

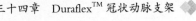

Jostent,S7,Tera,Penta,Express)最低。

临床试验

2001 年 6 月至 2002 年 9 月期间,Avantec 公司进行了一项评价 Duraflex 冠脉支架的临床试验,日本 Duraflex 临床研究入选了来自日本三个医疗中心的 90 例患者。这项前瞻性、多中心临床研究用于评价 Duraflex 支架植入后 30 天和 6 个月的临床安全性和有效性。主要评价指标为支架植入后 6 个月造影显示植入部位再狭窄。次要评价指标为支架植入后 30 天、3 个月、6 个月发生的主要不良心血管事件。

结论:本试验证明了 Duraflex 支架对新发和再狭窄病变的临床安全性和有效性。器械操作成功率为 100%,主要心血管不良事件住院发生率为 1.1%,术后 30 天无增加。6 个月随访证明造影再狭窄率为 12.6%(11/87)。总不良事件发生率为 7.8%(7/90)。

第三十五章
Rithron 冠状动脉支架

BIOTRONIC, Germany

描述 具有独特的碳硅化合物覆膜,减少了血液成分的聚集和激活,降低了金属支架所导致的过敏反应,促进了支架表面的完全内皮化,阻止了平滑肌细胞的增生。

支架技术参数

支架材料	316L 不锈钢以碳硅化合物覆膜
支架设计	雕刻管状
支架壁厚 2.0~3.0mm	80μm(0.0031″)
表面覆膜	8μm
扩张后金属表面积	14%
扩张后短缩	≤3%
支架卷曲后柔韧性	极高
机械回缩	≤5%
支架长度	10、15、20、25、30mm
支架扩张范围	2.5~4.5mm
柄身/球囊材料	TELL(半顺应性)
近端推送杆	2.1F,不锈钢类管,BIOC 覆膜
远端推送杆	2.5F/2.7F,HDPE,亲水涂层 HydroX-Plus
推荐使用的最小导引导管	0.055″(1.4mm)
扩张的机械性	螺旋状
支架的附着	SSP 技术(支架座置平台)

续表

额定压力	6atm
临界爆破压力	12~16atm
推荐扩张压力	8~10atm
球囊直径	2.5~4.0mm
球囊长度	12、17、22、27、32mm
外径	1.07~1.12mm

Rithron 冠脉支架系统如图 35-1~ 图 35-4 所示。

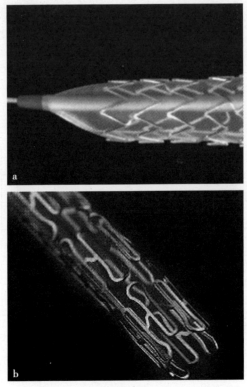

图 35-1　支架形态（扩张前及扩张后）

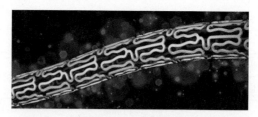

图 35-2　球囊物质与支架紧密结合成一体

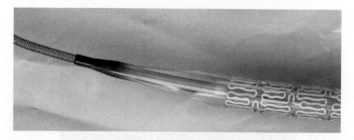

图 35-3　碳硅化合物覆膜

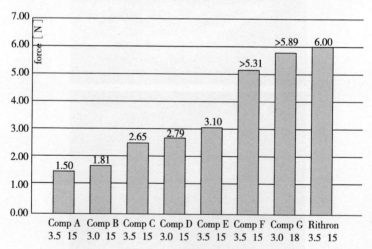

图 35-4　支架抵抗力试验

支架特点

1. 金属表面以碳硅化合物覆膜,阻止了金属中镍离子与血液成分和人体组织的直接接触，防止了过敏反应的发生，减低了支架内再狭窄率（见图 35-3）。

2. 优秀的支架 / 球囊匹配，支架卷曲力度高，直接置入支架安全适用，支架节段间充分的球囊充填，支架 / 球囊高度柔顺（见图 35-2、图 35-4）。

3. 支架厚度仅 80μm。可以降低再狭窄的发生。

第三十六章
Skylor 钴铬合金冠状动脉支架

INVATEC Company, Italy

描述　同种结构的支架单元设计使得无论病变为何种形态均可适应,支架设计在全部所需的扩张范围内均保持一致的金属动脉比值。

支架技术参数

支架材料	钴铬合金
直径	
小血管	2.00~2.25~2.50mm
中等血管	2.75~3.00~3.50mm
大血管	4.00~4.5~5.00mm
长度	7、10、13、16、20、25、30、35mm
支架结构	激光雕刻,有槽管
支架设计	多重的单一结构环设计
撑杆厚度	
小血管	70μm
中等血管	80μm
大血管	95μm
支架传输系统	
种类	快速交换型
近 / 远端杆	近端:2.0F;远端:SV2.7/MV2.8F/LV3.2F
推荐使用的最小导引导管	5F(最小内径 0.056″)
导丝规格	0.014 英寸
可用导管长度	140cm

续表

额定压力	9bar
爆破压力	17bar

Skylor 钴铬合金支架如图 36-1~ 图 36-5 所示。

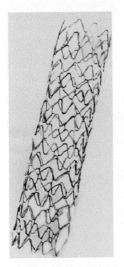

图 36-1　支架示意图

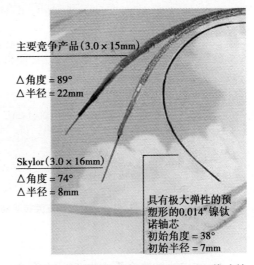

主要竞争产品(3.0 × 15mm)

△角度 = 89°
△半径 = 22mm

Skylor(3.0 × 16mm)

△角度 = 74°
△半径 = 8mm

具有极大弹性的预塑形的0.014″镍钛诺轴芯
初始角度 = 38°
初始半径 = 7mm

图 36-2　将各支架系统沿一条 0.014 英寸的具有极大弹性的预塑形的镍钛诺轴芯向前推送，角度和半径的偏差越小，说明支架系统的柔韧性越好

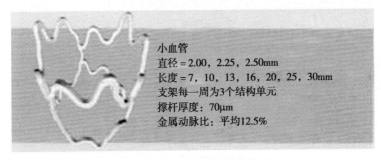

小血管
直径 = 2.00，2.25，2.50mm
长度 = 7，10，13，16，20，25，30mm
支架每一周为3个结构单元
撑杆厚度：70μm
金属动脉比：平均12.5%

图 36-3　小血管支架技术特点

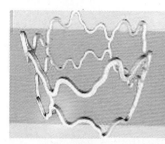

中等血管
直径 = 2.75，3.00，3.50mm
长度 = 7，10，13，16，20，25，30，35mm
支架每一周为4个结构单元
撑杆厚度：80μm
金属动脉比：平均14.5%

图 36-4　中等支架技术特点

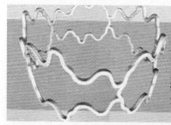

大血管
直径 =4.00，4.50，5.00mm
长度 = 10，13，16，20，25，30，35，40mm
支架每一周为5个结构单元
撑杆厚度：95μm
金属动脉比：平均14%

图 36-5　大血管支架技术特点

支架特点

1. Skylor 钴铬合金支架系列结合了闭环结构的可靠支架特性，同时兼顾较开环支架更高的柔韧性和更低的剖面结构。

2. 极薄的支架设计和一致的金属动脉比，在将支架中血液湍流降至最低的同时兼顾支架的极佳贴壁性和优异的顺应性。

3. INVATEC 专利性 Tight-Fix 固定技术确保了支架的固定。

第三十七章
PRO-Kinetic 冠状动脉支架

BIOTRONIC, Germany

描述　开创超耐热钴铬合金支架的先河, L-605, 实现最薄的支架结构设计、最佳的显影性和优秀的血管支撑力。

历史　2005 年 7 月 1 日获得 CE MARK 批准, 此后陆续在全球上市。

支架技术参数

支架材料		钴铬合金, L-605
涂层		PROBIO
支架壁厚	2.0~3.0mm	60μm(0.0024″)
	3.5~4.0mm	80μm(0.0031″)
	4.5~5.0mm	120μm(0.0047″)
缩短		最小
释放系统 - 快速交换		
柄身 / 球囊材料		SCP 材料
涂层(远端)		亲水涂层
推荐使用的最小导引导管		5F(最小内径 0.056″)
导丝规格		0.014 英寸
可用导管长度		140cm
额定压力		2.0~2.5:8bar, 2.75~5.0:10bar
最大爆破压力		16bar
球囊悬挂		最小

续表

现有的直径	2.0~5.0mm
现有的长度	8、10、13、15、18、20、22、30、40mm

PRO-Kinetic 支架如图 37-1 所示。

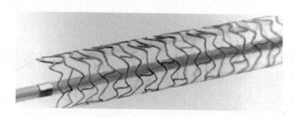

图 37-1　支架示意图

支架特性

1. 薄壁设计　仅仅 60μm 的厚度使支架即使在最为复杂的病变中也能表现出超强的柔韧性和输送能力。

2. 独特设计　特殊的支架设计对于偏小、中等和较大的动脉都有最佳的支撑能力，双螺旋设计保证了优秀的一致性和柔韧性（图 37-2）。

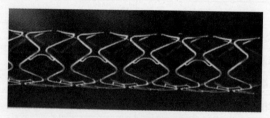

图 37-2　独特的双螺旋设计

3. 低 profile 支架系统　最低的 profile（0.95mm/0.037″）使支架输送和穿越病变更为轻松。

4. PROBIO 涂层有效且可靠地防止了金属离子的释放，提高了支架表面的生物兼容性。

5. 减小柄身的 profile　2.0/2.6F 的柄身可以在所有的案例中满足较小导引导管的要求。5F 鞘对所有规格都兼容。

6. 新型柔软头端和最小的球囊悬挂　激光成型柔软头端和最小球囊悬挂加大了直接支架术的安全性。

第三十八章
SYNTHESIS STAR 冠状动脉支架

先进医疗中国有限公司,中国

描述 设计独特,弯曲蛇形的环间以连接杆连接,保证了极大的柔韧性而不牺牲支撑力。球囊直径视焦点扩张及置入的情况而改变。

支架技术参数

球囊材料	PE
名义爆裂压	10atm
标定爆裂压	10atm
通过外径(平均)	0.052″
放气时间(平均)	9.9 秒
球囊标定物(2)	金
支架固位(平均)	0.5331bs
导管种类	FX
导管远端推送杆	PE
导管远端内腔	PE
导管近端推送杆	304L 不锈钢
导丝兼容性	0.014″
推送杆标志	95cm,105cm

Synthesis Star 支架如图 38-1 和图 38-2 所示。

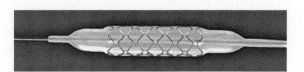

图 38-1 支架示意图

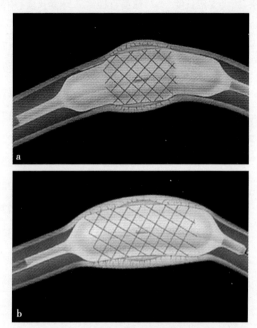

图 38-2 a. 普通支架均一的扩张将提高病变周围血管壁的创伤可能；
b. Synthesis Star 最大化的 MLD 将最大程度减少病变周围血管壁的损伤

支架特点

1. 径向支撑有力。

2. 较小外径,更易弯曲。

3. 射线下中度可视性,易跟踪。

4. 支架表面平滑,内腔及推送杆外表使用 Slydx 涂层,便于推送。

5. 球囊直径视焦点扩张及置入的情况而改变,治疗仅发生在靶血管部位,在此处球囊扩张至较大直径,同时使支架边缘撕裂达到最小化。

产品规格:

支架内径 (mm)	支架长度 (mm)	球囊直径 (mm)	球囊长度(中部/全部) (mm)
3.0	12	2.5/3.0	13/17
3.5	12	3.0/3.5	13/17
4.0	12	3.5/4.0	13/17
4.5	12	4.0/4.5	13/17
3.0	17	2.5/3.0	18/22
3.5	17	3.0/3.5	18/22
4.0	17	3.5/4.0	18/22
4.5	17	4.0/4.5	18/22
3.0	27	2.5/3.0	28/32
3.5	27	3.0/3.5	28/32
4.0	27	3.5/4.0	28/32
4.5	27	4.0/4.5	28/32

第三十九章
HELISTENT TITAN 冠状动脉支架

HEXACATH, France

描述　钛一氧化氮涂层的冠脉支架。

支架技术参数

支架材料	316L 不锈钢
涂层	钛一氧化氮
预装支架直径	<1mm
最大导丝外径	0.014 英寸
最小导引导管内径	0.058 英寸
额定压力	6bar
推荐压力	10bar
额定爆破压	16bar
现有的直径	2.5~4.0mm
现有的长度	7、10、13、16、19、22、28、38mm

HELISTENT TITAN 支架如图 39-1、图 39-2 所示。

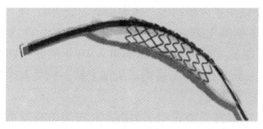

图 39-1　HELISTENT TITAN 支架形态

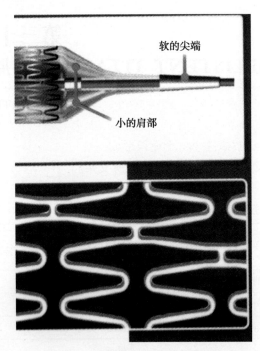

图 39-2 柔软的头端及较小的肩部

支架特点

1. 在生物相容性及血液相容性方面,钛比不锈钢有明显的优越性,而且,临床记录表明钛即使长时间暴露于体液也不易被腐蚀,钛成为一种相当安全的植入物。

2. 钛—氧化氮减少了血小板的聚集及血小板和纤维蛋白黏附,从而减少了内膜增生。体内动物实验表明,钛—氧化氮涂层支架比不锈钢支架减少了 38%~47% 的内膜过度增生。

3. 严格的实验,包括相当于植入 10 年的疲劳刺激表明涂层无分层及断裂迹象,不锈钢基质加上钛—氧化氮涂层保证了 TITAN 的临床效果。

4. 临床研究清晰表明了 Helistent 在简单及复杂病变中的突出效果。

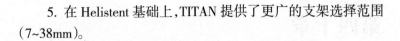
5. 在 Helistent 基础上, TITAN 提供了更广的支架选择范围 (7~38mm)。

临床研究

TITAN 注册研究: 包括 1500 名患者, 其中糖尿病患者占 35%, B2/C 型病变占 52%, 30 天 MACE 事件 0%, 无血栓形成。 180 天 MACE 事件 3%, 无血栓形成。

第四十章
Antares Starflex Twin 冠状动脉支架

Inflow Dynamics AG, Germany。

描述 设计独特,柔软性强,适用于处理各种形态的病变,且能保持最佳的支架 - 血管界面,从而保持天然的血管几何形态。

支架技术参数

支架材料	316L 不锈钢,表面抛光
铁磁性	无
金属 / 血管比值	13%~18%(依据型号)
支架壁厚	0.095mm
缩短率	<3%
球囊材料	NO50P
球囊折叠	三叠
射线标记物	2 个铂金标记物
通过外径	<0.044 英寸
最大导丝外径	0.014 英寸
传送杆直径	2.3F/2.6F(近 / 远)
额定压力	8bar
额定爆破压	16bar
现有的直径	2.5~4.0mm
现有的长度	8、12、16、20、24、32mm

Antares Starflex Twin 支架如图 40-1 所示。

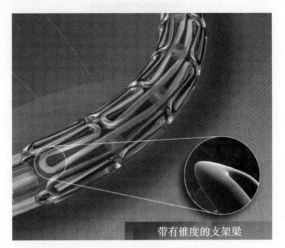

带有锥度的支架梁

图 40-1　Antares 冠脉支架的独特设计

支架特点

1. 支架节段独立性　每一个节段独立工作,不影响邻近单元,僵硬与柔软节段可相互交替,使得在弯曲病变处可依血管形态重塑。

2. 支架弯曲的末端曲线避免了喇叭状变形。

3. 纵向的柔软性与强辐射张力相结合防止支架塌陷。

4. 在血管重塑过程中无远端及近端直径的减少使其易于再次通过病变处。

5. 先进的传输系统　短而逐渐变细的头端易于通过狭窄处。

6. 40°- 肩部 - 球囊技术使支架边缘不易形成夹层(图 40-2)。支架与球囊肩部距离小于 1mm 使得不会出现"狗骨头"现象。球囊为三折叠半顺应性。

7. 独特的记忆力　计算机辅助预固定技术及先进的支架卷曲程序提高了支架记忆力。

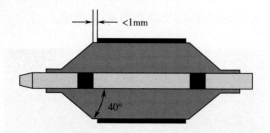

图 40-2　40°- 肩部 - 球囊技术及支架与球囊肩部距离

第四十一章
ARTHOS^{Intert} 冠状动脉支架

Amg International GmbH, Germany

描述　具有"惰性"表面的不锈钢支架,可防止镍、铬、钼等金属离子的脱落,减少再狭窄。

支架技术参数

导丝外径	0.014 英寸
可用推送杆长度	142cm
现有的直径	2.5~4.0mm
现有的长度	8、10、14、16、18、24、28、38mm

支架特点

1. 具有"惰性"表面的 ARTHOS^{Intert} 支架专门针对镍、铬、钼的脱落而设计,特殊的精炼过程产生的支架表面可阻止离子的扩散。因此,金属离子引起的组织炎症或过敏反应被抑制,再狭窄率减少。

2. 双层头端使之能够到达极远的病变,易通过非常狭窄部位。

3. 支架通过特殊卷曲技术固定于球囊,提高了介入安全性。

4. 球囊的末端柔软技术减少了撕裂正常内膜的风险(图 41-1)。

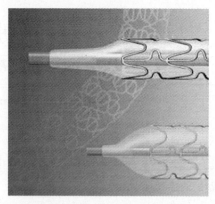

图 41-1 完全扩张时,球囊末端柔软技术及均匀、平滑过渡的球囊肩部避免了对正常内膜的损伤

植入 6 个月后支架的再狭窄率

患者数	直径狭窄				再狭窄率（%）
	0%~50%	50%~75%	75%~99%	100%	
具有"惰性"的支架	19	100	0	0	0	0
无"惰性"支架	48	83.3	2.1	12.1	2.1.	16.7

注:再狭窄定义:6 个月造影随访动脉狭窄 50%

临床研究

韩国 Kim YH 团队做了 Arthos^Inert Stent 与金属裸支架比较的多中心随机对照试验(PASS),结果表明在造影随访的晚期血管丢失率、12 个月 MACE 等方面没有统计学的差异,但是在造影随访的再狭窄率方面,Arthos^Inert Stent 组要优于金属裸支架组(11.0%vs 16.1%)。

第四十二章
BIODIAMOND 冠状动脉支架

PlasmaChem GmbH, Germany

描述 生物类钻石涂层支架,减少了再狭窄、血栓、血管损伤及镍铬引起的变态反应风险。

BIODIAMOND 支架如图 42-1、图 42-2 所示。

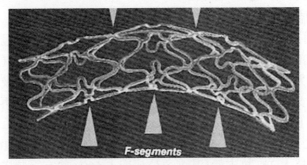

图 42-1 支架的 D 及 F 单元

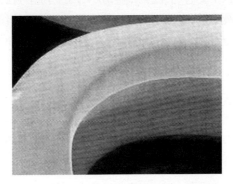

图 42-2 支架在 1mol/L HCl 溶液中重金属离子的释放

支架特点

1. 通过血浆诱导的冷凝集技术涂布类钻石碳于支架表面，抑制了从金属支架表面脱落的重金属离子引起的细胞毒性及变态反应。此涂层在支架扩张过程中不会断裂且能抗强酸（如1mol/L HCl）（见图 42-2）。

2. 通过生物钻石电抛光支架壁外廓，结合支架特殊设计使支架从中部开始扩张延至两边，避免了刺戳及切割损伤。

3. 支架设计采用密集的 D 及高弹性的 F 单元结合，在保持纵向柔软性同时有高辐射张力和低短缩率（<4%）。

4. 支架长度 9、12、16、21、25mm，支架直径 2.5~4.0mm。

临床研究

1. Batyraliev TA 等评价了 BIODIAMOND 用于原位冠脉病变 PCI 治疗的短期和长期的效果，在 112 位参试患者中（其中 54% 为 UAP）支架的植入全部成功，并没有发现急性以及亚急性的支架内血栓，术后 6 个月造影随访显示造影支架内再狭窄率为 11%。

2. 法国 Paul BARRAGAN 博士主持的临床研究，在 163 位患者植入 248 枚支架（其中原位病变占 66%，曾有冠脉搭桥史占 12%，有 PCI 史者占 22%），随访（7.9 ± 1.7）个月，总靶血管重建率 8.8%，死亡率 0.7%，Q 波心肌梗死 0.7%，与传统支架相比，MACE 为 17.6% 比 30.6%，再狭窄率为 25.3% 比 35%。

第四十三章
Spiral force premier™ 冠状动脉支架

Bolton Medical Group, A CH-Werfen Company, Italy

描述 独特的 C 关节设计保证了最大的柔软性及高辐射张力,球囊三叠技术使外径小,可通过较狭窄病变。

支架技术参数

支架材料	316L 不锈钢
射线透光性	2 个金标记物
支架壁厚	0.004~0.006 英寸
金属覆盖率	13.7%~15.6%
传输杆直径	2.5~2.9F/1.8F(远 / 近)
最大导丝外径	0.014 英寸
建议导引导管内径	0.070 英寸 /6F
额定压力	10atm
建议最大压力	18atm
额定爆破压	25atm
现有的直径	2.5~4.0mm
现有的长度	9、13、17、21、27mm

Spiral force premier 支架如图 43-1 所示。

支架特点
1. 革新的球囊三叠技术使球囊外径小。

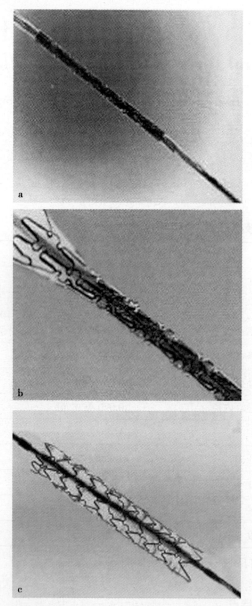

图 43-1　支架扩张前（a）、扩张中（b）及扩张后（c）

2. 先进的支架卷曲技术保证了支架与球囊之间的最佳接触,强化了支架记忆力,保证了安全的支架传输(图 43-2)。

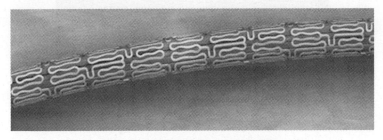

图 43-2 支架与球囊之间紧密接触

3. 独特的 C 关节连接螺旋状切割小体促进了支架均匀及可控制的扩张,在任何迂曲血管均有优秀的可跟踪性(图 43-3)。

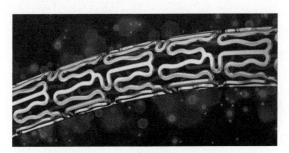

图 43-3 C 关节连接螺旋状切割小体

4. 应用激光及电抛光技术使支架表面平滑(图 43-4),边缘圆钝,减少了血栓形成及血管损伤风险。

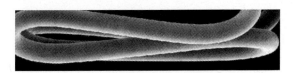

图 43-4 扫描电镜下的支架表面光滑

5. 最小桥梁的螺旋形设计保证了优秀的辐射张力(图 43-5)。

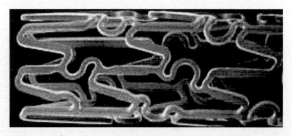

图 43-5 最小桥梁的螺旋形设计保证了优秀的辐射张力

第四十四章
ACCURA 冠状动脉支架

MEDIZINTECHNIK GMBH, Germany

描述　碳与肝素双涂层支架,减少了远期血管反应及急性血栓形成风险。

支架技术参数

支架材料	316L 不锈钢
铁磁性	无
缩短率	<3%
X 线下可视性	强
涂层	碳及肝素双涂层
最大导丝外径	0.014 英寸
传送杆直径	2.3F/2.6F(近 / 远)
现有的直径	2.5~4.0mm
现有的长度	10、13、17、23、28mm

ACCURA 支架如图 44-1~ 图 44-3 所示。

支架特点

1. 特殊卷曲程序使支架卷曲外廓小,利于跨越病变。

2. 较小的支架短缩率。

3. 支架在 X 线下可视性强。

4. 碳涂层使远期血管反应降低,额外的肝素涂层减少了急性血栓形成风险,尤其在小血管。

5. 独特的星形节段设计带来更强的辐射张力。

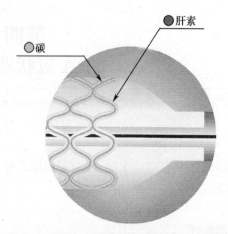

图 44-1 支架的双涂层

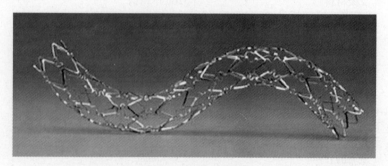

图 44-2 膨胀后的支架

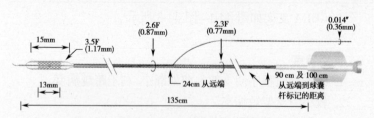

图 44-3 传输系统技术参数

第四十五章
DRIVER 冠状动脉支架

Medtronic, USA

描述 钴合金支架,在细化支架金属丝同时,保证了支架的柔顺性与血管支撑性。

历史

1. 2003 年 1 月,Driver 钴合金支架在欧洲上市。

2. 2003 年 10 月,获美国食品与药品监督管理局(FDA)批准在美国上市。

3. 2004 年 8 月 3 日,Driver 冠脉支架系统获得日本卫生、劳工和福利部的批文,获准在日本上市。

支架技术参数

支架材料	钴合金
推荐使用的最小导引导管	5F
导丝规格	0.014 英寸
缩短率	≤2%(3.0~4.0mm),<6%(4.5mm)
平均弹性回缩	2%
命名压	9atm
爆破压力	16atm
现有的直径	3.0、3.5、4.0、4.5mm
现有的长度	9、12、15、18、24、30mm

DRIVER 支架如图 45-1 所示。

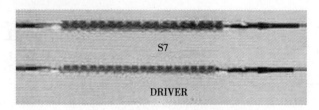

图 45-1　Driver 比 S7 具有更小外径

支架特点

1. 钴合金材料,较不锈钢更坚固,有更好的不透 X 线特性,表面富铬氧化层,研究证明性能与 S7 不锈钢支架类似。

2. 超细金属丝,直径 0.0036 英寸,具有无可比拟的柔顺性与输送性,更小的系统外径,更好的跟踪性和通过弯曲血管的能力。

3. Discrete 技术,最短球囊突出,保护正常血管壁。

4. Secure 技术,近端"枕头"包埋,强力保护支架(图 45-2)。

5. Pronto 球囊材料,柔软,半顺应性球囊,高压时直径延伸小(图 45-3)。

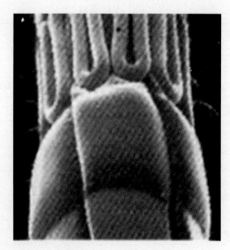

图 45-2　Secure 技术

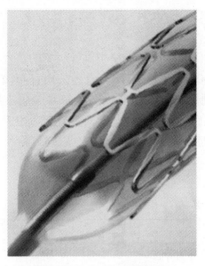

图 45-3 Pronto 球囊材料

6. 杰出的 Modular 设计,创意性结构包括 10 个花冠,1.0mm 长度,光滑无锐缘金属丝。高效率支架网眼尺寸容易扩张,以便进行侧支治疗。

临床研究

Driver 支架在初始病变和再狭窄病变注册的 101 例患者结果

院内 MACE	1.0%(1 例非 Q 波心肌梗死)
180 天支架内血栓	0%
器械成功率	100.0%
手术成功率	99.0%
180 天合并 MACE	5.0%(1 例非 Q 波心肌梗死,1 例非心源性死亡,3 例 TLR)
180 天 TLR	3.0%
180 天节段内再狭窄	15.2%

附：MICRO-DRIVER

Medtronic，USA

描述　专门设计用于治疗小血管病变的钴合金支架。

历史　2006 年 5 月 1 日，美敦力公司宣布该公司的 Micro-Driver 冠状动脉支架获得 FDA 批准，该裸金属支架专门用于小血管或迂曲的血管。该钴合金支架是首个适用于新的或未治疗（de novo 适应证）小血管的裸金属支架，强调冠状动脉疾病治疗上重要的需要。

支架技术参数

支架材料	钴合金
推荐使用的最小导引导管	5F
导丝规格	0.014 英寸
缩短率	≤1%
平均弹性回缩	≤2.5%
额定压力	9atm
爆破压力	16atm
现有的直径	2.25、2.5、2.75mm
现有的长度	8、12、14、18、24mm

支架特点

1. 钴合金材料比不锈钢更坚固，X 线下可视性更强。
2. 专为小血管设计，7 个花冠，短的 1.2mm 节段。
3. 细小金属丝，柔顺性和输送性强。
4. 细小外径，顺利通过扭曲血管直达远端病变。
5. discrete 技术，充分保护健康组织。

第四十六章
Endeavor 及 Endeavor sprint 冠状动脉支架

Medtronic, USA

描述　zotarolimus 药物洗脱支架,具有高度生物相容性的多聚物涂层,再狭窄率低,长达 4 年无晚期血栓形成。

历史

1. 2005 年 7 月,美敦力获准使用欧洲合格认证标记(CE Mark)。

2. 2006 年 7 月,美敦力 ENDEAVOR® 药物洗脱冠脉支架系统在中国上市。

3. 2007 年 10 月,FDA 批准 Endeavor zotarolimus 涂层支架上市——成为美国第三个上市的 DES。

支架技术参数

支架材料	钴铬合金,L-605
支架涂层	PC
支架壁厚	0.091mm
药物	zotarolimus
缩短	最小
释放系统 - 快速交换	
涂层(远端)	Telfon 涂层
推荐使用的最小导引导管	5F(最小内径 0.056″)

续表

导丝规格	0.014 英寸
通过外径	2.25~2.75mm：1.02~1.04mm 3.0~4.0mm：1.09~1.12mm
额定压力	9atm
最大爆破压力	16atm，15atm（4.0mm）
现有的直径	2.25~4.0mm
现有的长度	8、9、12、14、15、18、24、30mm

支架特点

1. 头端长度仅 3mm，外径小（1.12mm），材料更柔韧，使支架更易通过病变（图 46-1、图 46-2）。

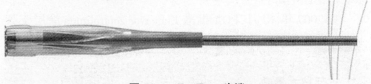

图 46-1　FasTrac 头端

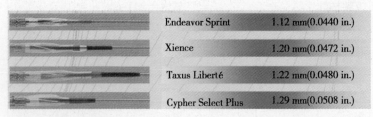

图 46-2　3.5mm×18mm Endeavor sprint，Cypher Select，Xience 支架及 3.5mm×20mmTaxus Liberte 支架通过外径比较

2. 支撑杆 teflon 涂层增加润滑性，加硬导丝提高输送力。推送杆直径显著降低：近端杆 1.9F，远端杆 2.8F。增加润滑性

和推送性的改良推送杆更利于分叉病变及经桡动脉路径介入。

3. 超薄、平滑的支架金属丝减少了血管创伤、内皮损伤及炎症反应（图 46-3、图 46-4）。输送过程中对血管内皮的损伤降至最低，增大治疗复杂病变的把握，尤其针对糖尿病患者、迂回弯曲病变、高度钙化病变。

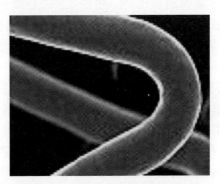

图 46-3　超薄、平滑的支架金属丝

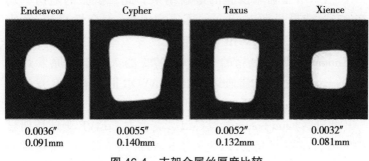

图 46-4　支架金属丝厚度比较

4. 亲水涂层模仿了红细胞膜化学结构，不会引起炎症反应及血栓形成。

5. zotarolimus 高度亲脂，可迅速被动脉组织吸收，减少再狭窄，抑制细胞增生。

临床试验

美敦力临床试验证实 Endeavor 药物洗脱支架在安全性方面显著优于经典金属裸支架（Driver）。Endeavor 入选 2132 例患者，累积 3 年结果，心脏病发作 2.7%，支架内血栓 0.7%，死亡 3.2%，心源性死亡 1.0%；Driver 入选 596 例患者，心脏病发作 4.2%，支架内血栓 1.5%，死亡 4.5%，心源性死亡 2.4%。在安全性方面，Endeavor 优于 Driver。对有挑战性的患者，如糖尿病和复杂病变患者，Endeavor 至少显示了与 Driver 相同的安全性。

目前，美敦力正在开展第五阶段"E-FIVE"上市后国际临床注册研究。美敦力 Endeavor 临床项目由 ENDEAVOR Ⅰ 到 E-FIVE 注册试验等 5 个试验组成，项目结束时将有超过 10 000 名患者使用 Endeavor 支架。2006 年巴黎血运重建会议上 Ian Meredith 教授（ENDEAVOR Ⅰ 的主要研究者、澳大利亚墨尔本 Monash 医学中心医学教授）公布了 ENDEAVOR Ⅰ、ENDEAVOR Ⅱ 临床试验的最新结果。此二试验的随访率均在 97%，结果显示 Endeavor 再狭窄率低、安全性卓越，令人印象深刻。ENDEAVOR Ⅰ 3 年 TLR 发生率仅 3%，意味着接受 Endeavor 支架治疗的患者中，97% 的人 3 年后原发灶无需进一步治疗或重建血运。ENDEAVOR Ⅱ 2 年 TLR 发生率 6.5%。

此外，Chaim Lotan 教授（M.D.，美敦力 E-FIVE 全球注册试验的联合主要研究者，以色列 Jerusalem Hadassah 大学医院心脏研究所主任）在 PCR 上也公布了 E-FIVE 初期入选患者情况，数据表明 Endeavor 药物洗脱冠脉支架在临床实践中被广泛应用于糖尿病、迂曲钙化病变和小血管。Lotan 教授报告，使用 Endeavor 支架是医生常规、日常工作的一部分，病变成功率达 99.5%。目前糖尿病患者占入选患者的 34%，小血管（2.25~2.75mm）占 42%。

ENDEAVOR Ⅳ 3 年结果：Endeavor sprint 与 Taxus 相比，显

著降低临床事件发生率,TVF 降低 23%,CD/MI 降低 49%,VLST 降低 93%。Taxus1 3 年 TLR 增长 82%,Endeavor TLR 年增长 44%,Endeavor 3 年有效性与 Taxus 相当。

第四十七章
Resolute 冠状动脉支架

Medtronic, USA

描述 专为药物支架设计的创新多聚物 BioLinx, 结合 Driver 支架平台, Zotarolimus 药物和 Sprint 输送系统, 带来更加安全有效的治疗。

支架技术参数

支架材料	钴铬合金, L-605
支架涂层	BioLinx 多聚物
支架壁厚	0.091mm
药物	zotarolimus
释放系统 - 快速交换	
涂层(远端)	Telfon 涂层
推荐使用的最小导引导管	5F(最小内径 0.056″)
导丝规格	0.014 英寸
额定压力	9atm
最大爆破压力	16atm, 15atm(4.0mm)
现有的直径	2.25~4.0mm
现有的长度	8、9、12、14、15、18、24、30mm

支架特点

1. Sprint 输送系统 应对复杂病变的出色输送性, 低通过外径, FasTrac 头端极佳的穿越性, 柔软的 Fulcrum 球囊带来更好的顺应性。

2. Driver 支架平台　完整均匀的血管支撑,先进的钴合金,专利的模块设计。

3. BioLinx 多聚物,生物相容且延长药物释放,极低的炎症反应,低血栓风险,快速、完整、功能良好的内皮修复(文末彩图47-1、图47-2)。

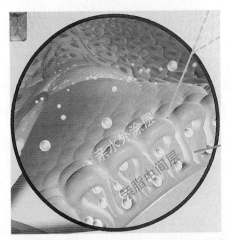

图 47-1　BioLinx 多聚物——Resolute

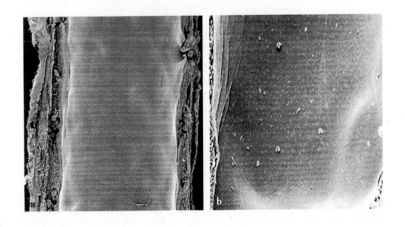

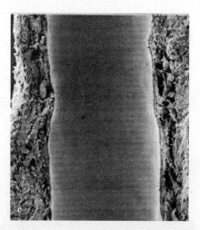

图 47-2　出色的内皮修复 - 电镜扫描分析

a. 28 天内皮修复图；b. 180 天内皮修复图；c. 365 天内皮修复图

4. 药物 -Zotarolimus　有效抑制平滑肌细胞增殖，高效的莫斯类抑制剂，高脂溶性，非细胞毒性。

临床研究

迄今，总计超过 7500 名患者入组 Resolute 临床试验项目，其中超过 6000 名患者植入 Resolute 支架。

Resolute 临床试验列表

RESOLUTE FIM（R=139）	欧盟认证（CE Mark）试验，前瞻性、非随机、多中心的非对照试验
RESOLUTE ALL COMERS（R=1150, X=1150）	与 Xience V 进行头对头比较，随机、多中心（17 个中心）的试验
RESOLUTE Intl（R=2200）	开放性、多中心的注册试验
RESOLUTE US（R=1399）	前瞻性、非随机的多中心试验
RESOLUTE Japan（R=100）	前瞻性、非随机的非对照试验
RESOLUTE Asia Pacific（R=1400）	开放性、多中心的注册试验

第四十八章
同心 PARTNER 冠状动脉支架

北京乐普医疗器械有限公司,中国

描述 sirolimus 药物洗脱支架,涂层材料有良好的生物安全性,释放药物稳定。

历史 2005 年 11 月,国家食品药品监督管理局(state food and drug administration,SFDA)批准了国产西罗莫司(雷帕霉素)药物洗脱支架(同心 PARTNER)的临床使用。

支架技术参数

材料	AISI 316L 不锈钢
支架壁厚	0.0045″(0.1mm)
支架表面积	15%~18%
缩短率	<1%
回弹率	<2%
径向抗压	>16psi
球囊导管有效长度	1350mm
支架预装后直径	1.00~1.15mm
支架扩张后直径	2.5~4.0mm
支架长度	12~36mm
球囊允许压力	16atm
球囊导管结构	导丝快速交换型

支架特点

1. 正弦曲线状网环提供强有力的血管支撑力,网环及其连接点在空间以螺旋方式排列使支架在任意方向弯折自如(图 48-1)。

2. 逐渐变细的尖端设计确保优良的通过能力。

3. 载药多聚物由两种惰性药用高分子材料组成,涂层材料不改变药物活性,无致炎及致血栓性,有良好的生物安全性。

4. 西罗莫司(sirolimus)作用于血管平滑肌细胞,抑制异常的内皮增生,不作用于内皮细胞和休眠细胞,支架内皮化良好。

5. 药物稳定释放有效地预防了药物涂层早期突释现象,确保血管局部组织在抑制内膜增生的最佳时段内(术后 45 天)保持安全有效的药物浓度。

同心 PARTNER 支架如图 48-1、图 48-2 所示。

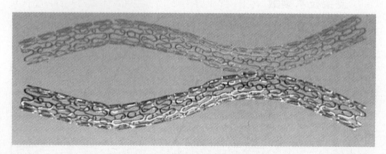

图 48-1 同心 PARTNER 支架

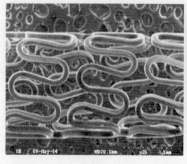
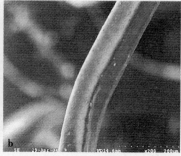

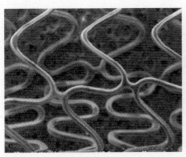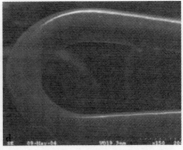

图 48-2 a. 药物支架 35 倍扫描电镜图;b. 药物支架 200 倍扫描电镜图;
c. 近似人体血液内打开后;d. 药物支架打开后 200 倍扫描电镜图

临床研究

首都医科大学附属复兴医院心血管中心高亢等回顾分析了首都医科大学附属复兴医院心血管中心 2006 年 2 月至 11 月应用的 PARTNER 支架,评估术中以及术后半年临床应用结果,并与同期应用的 Cypher 支架组进行了对比。结果:① Cypher 支架组 57 例患者,PARTNER 支架组 48 例患者。两组患者在冠状动脉病变支数、术式、置入支架平均长度方面差异均无统计学意义;术后血管最小管腔内径(MLD)和狭窄程度均显著改善。对中间支的处理、置入支架的直径和手术费用间存在显著差异。②两组 6 个月随访完成率相似;各组术后 6 个月间严重心脏不良事件发生率相似;术后 6 个月中 MACE(乐普 4.2%,Cypher 2.4%)、再发心绞痛(乐普 8.3%,Cypher 8.8%)、支架内再狭窄(乐普 6.7%,Cypher 5.3%)、支架内血栓形成(乐普 0%,Cypher 0%)及非致死性心肌梗死(乐普 0%,Cypher 1.8%)、靶病变再次血运重建(乐普 2.2%,Cypher 0.9%)比较差异均无统计学意义。结论:PARTNER 支架治疗冠心病是安全有效的,并且术后 6 个月的临床效果与 Cypher 支架相似。

第四十九章
Mustang 冠脉支架及 Firebird 西罗莫司药物冠脉支架

微创医疗器械(上海)有限公司,中国

描述 316L 不锈钢管经激光切割而成的裸支架。

支架技术参数

支架材料	不锈钢,316L
支架壁厚	0.004″
金属覆盖率	直径 3.0mm 时为 14%
支架压握后直径	0.038″~0.044″
缩短率	<2%
回弹率	<4%
最小导引导管内径	5F
导引导丝直径	0.014 英寸
额定压力	9atm
最大爆破压力	16atm(直径为 4.0mm 的为 14atm)
现有的直径	2.0、2.5、2.75、3.0、3.25、3.5、4.0、4.5、5.0mm
现有的长度	5~40mm 的所有规格

Mustang 冠脉支架及 Firebird 西罗莫司(雷帕霉素)药物支架如图 49-1 所示。

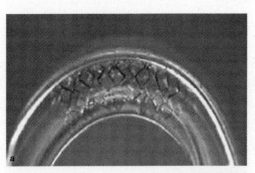

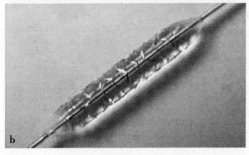

图 49-1　Mustang、Firebird 西罗莫司支架示意图

产品特点

1. 支架结构采用大小波相结合的主体设计,大波提供了良好的支撑力,小波提供足够的柔顺性,使支撑力和柔顺性达到完美的统一。

2. 带加强环的单元设计降低应力的同时提高了径向支撑力。

3. "n"形连接杆对常见的支架短缩进行弥补,各组连接杆均为螺旋形排列,提高支架整体柔顺性。

4. 特殊的"镜面"抛光技术,提供无可挑剔的支架表面质量。

5. 新的支架压握技术,突出输送过程的安全性,并使输送系统保持较小的截面积。

6. 侧孔最大可撑至直径 4.3mm,对侧支病变有绝对优势。

一、Firebird 西罗莫司药物支架

描述　该产品继承了 Mustang 支架系统的优点:即解决了支架支撑力与柔顺性的矛盾;在涂层设计上,引入了底层,使药物涂层牢牢地黏附于支架表面,在支架支撑病变血管的同时,抑制内膜过度增生的药物从涂层中缓慢释放,从而达到预防再狭窄的目的。

支架技术参数

支架材料	不锈钢,316L
支架壁厚	0.004″
金属覆盖率	直径 3.0mm 时为 14%
支架压握后直径	0.038″~0.044″
缩短率	<2%
回弹率	<4%
网孔面积	直径 3.5mm 时为 $4.5mm^2$
最小导引导管内径	5F
导引导丝直径	0.014 英寸
额定压力	9atm
爆破压力	16atm
现有的直径	2.5、2.75、3.0、3.5、4.0mm
现有的长度	13、18、23、29、33mm

支架特点

1. 继承了 Mustang 支架系统的优点。支架材料选用 316L 医用不锈钢,经激光雕刻成管网状,在空间采用大小波交替排列的主体设计,大波提供了良好的支撑力,小波提供足够的柔顺性,使支撑力和柔顺性达到完美的统一;带加强环的单元设

计降低应力的同时提高了径向支撑力;"n"形连接杆对常见的支架短缩进行弥补,各组连接杆均为螺旋形排列,提高支架整体柔顺性;特殊的"镜面"抛光技术,提供无可挑剔的支架表面(图49-2)。

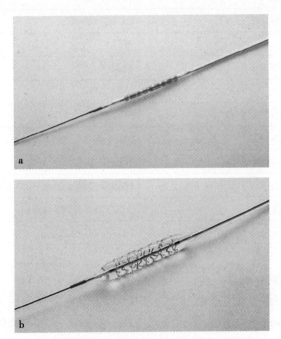

图 49-2　Firebird 西罗莫司药物支架打开前(a)及后(b)示意图

2. 支架涂层具有多重结构,"底层"能够增加药物层与支架的黏附力,克服药物涂层支架在体内扩张时的剥脱和开裂;"载药层"是由多聚体及抗增生药物等组成;"控制释放层"由多聚体及少量抗增生药物组成。

二、Firebird2 西罗莫司药物支架

描述　第一个国产钴基合金支架,柔顺性及支撑力均比Firebird 提高。

支架技术参数

支架材料	钴铬合金 L605
支架壁厚	0.0034″
金属覆盖率	10%~17%
支架压握后直径	0.038″~0.044″
柔顺性	极佳
径向支撑力	极强
球囊	半顺应性
最小导引导管内径	5F
导引导丝直径	0.014 英寸
额定压力	9atm
爆破压力	16atm（直径 4.0mm 时为 14atm）
现有的直径	2.5、2.75、3.0、3.5、4.0mm
现有的长度	13、18、23、29、33mm

支架特点

1. 第一个国产钴基合金支架，为支架壁最薄的国产支架；比 Firebird 金属植入体积降低 20%；与 316L 医用不锈钢相比，钴铬合金更耐腐蚀（图 49-3）。

2. 输送系统通过外径极小；对 TIP 头端进行了改进，避免了"抱死导丝"现象等；涂层为生物稳定高分子材料 SBS，具更好的生物相容性。

3. 一个月内药物的释放超过 80%，药物残留少（图 49-4）；药物和聚合物的极佳配合缔造了目前领先的临床疗效：再狭窄率为 1.3%（节段内），容积阻塞率为 1.26%，晚期管腔丢失为 0.05mm（支架内）。

4. Firebird2 比 Firebird 柔顺性提高 34%，支撑力提高 15%。

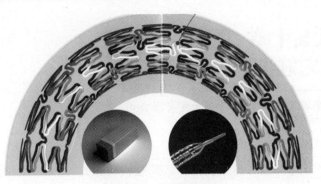

图 49-3　支架示意图

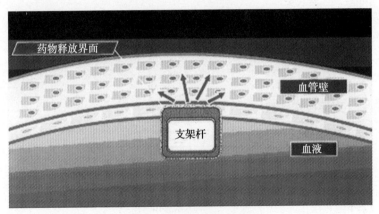

图 49-4　药物释放示意图

第五十章
垠艺冠状动脉支架

大连垠艺生物材料研制开发有限公司,中国

描述 紫杉醇微孔控释载药冠状动脉支架系统,微孔控释载药技术,创新解决传统聚合物涂层药物支架存在的晚期血栓问题。

历史 2007年11月,"垠艺®药物涂层冠状动脉金属支架输送系统"历时3年完成国家食品药品监督管理局的注册审批,获得产品注册证。

支架技术参数

支架材料	不锈钢,316L
支架壁厚	0.045″
微孔覆盖率	>55%
药物	紫杉醇
缩短率	<1%
回弹率	<2%
金属覆盖率	12%~15%
额定压力	6bar
最大爆破压力	16bar
现有的直径	2.5~4.0mm
现有的长度	8、10、12、15、18、21、23、26、28mm

垠艺支架如图50-1所示。

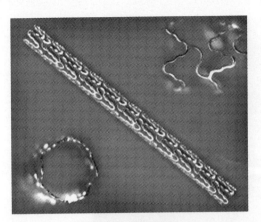

图 50-1 垠艺支架

支架特点

1. 创新的微孔技术使药物平缓释放,10 天释放 72%,30 天释放 95%,60 天内 100% 释放,有效抑制平滑肌细胞增生,最大限度降低晚期血栓风险。

2. 独特的结构控释 通过化学腐蚀方法使金属支架表面形成均匀的微米级载药舱(图 50-2、文末彩图 50-3),药物通过克服表面张力达到稳定释放的作用。

3. 径向支撑力和抗拉伸强度证明垠艺微孔支架力学性能与非微孔支架无差异。

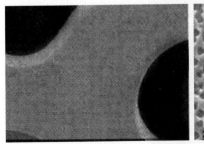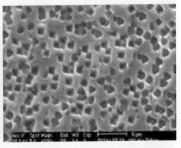

图 50-2 通过化学腐蚀方法使金属支架表面形成均匀的微米级载药舱

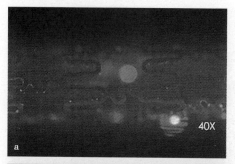

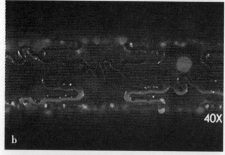

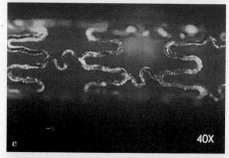

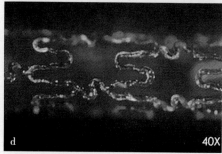

图 50-3　将荧光标记物涂在微孔支架和非微孔支架表面,模拟冠脉环境,连续冲洗 2 周时间,非微孔支架组荧光信号微弱,提示极少药物残留(a、b),微孔支架组依然可以检测到较强的荧光信号,提示微孔控释方式有效(c、d)

4. 药物的安全保证支架载药量 1.0μg/mm²，其理论最大血药浓度约为 0.025μg/ml，远远小于紫杉醇安全血药浓度。

动物试验比较的结果见图 50-4，支架生产过程见图 50-5。

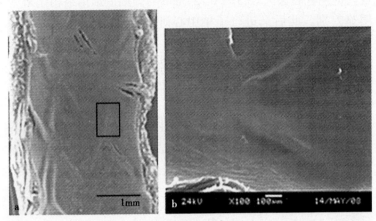

图 50-4 a. Circulation 公布的将普通金属支架置入兔子体内 1 个月后的照片；b. 垠艺微孔支架在兔子体内 2 周后的照片，两者内皮化程度完全相同

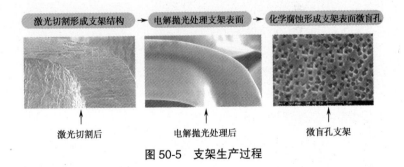

激光切割形成支架结构 → 电解抛光处理支架表面 → 化学腐蚀形成支架表面微盲孔

激光切割后　　　　电解抛光处理后　　　　微盲孔支架

图 50-5 支架生产过程

临床研究

2005 年开始大连医科大学附属第一医院周旭晨教授领导的研究小组进行了相关研究，该研究入选冠心病患者 69 例（除外 AMI），病变长度 5~25mm，管腔直径 2.5~4.0mm，按照 AHA 冠

脉病变分型其中 1/3 病变为 C 型病变,主要研究终点是 9 个月造影随访结果。45 例(65%)患者完成 9 个月冠脉造影复查。结果显示,9 个月时支架内远期管腔丢失(0.34 ± 0.36)mm,病变内远期管腔丢失(0.37 ± 0.12)mm,与即刻造影结果相比未见明显差别。此后又进行了单中心研究,2008 年 2 月至目前共入选冠心病患者 145 例,主要观察 1 年 MACE 发生率。患者基线分析结果显示,145 例患者中,62.2% 患者为 DM,42.9% 患者为 HBP,目前平均随访 6.7 个月,97.2% 患者没有临床症状,2 例(1.4%)患者发生支架内再狭窄(ISR),1 例中风,未见支架内血栓事件。总之,与 BMS 相比,垠艺 DES 可以明显降低患者远期支架内再狭窄发生率,同其他临床试验数据相比,与其他 DES MACE 发生率相当,表明垠艺 DES 安全有效。

第五十一章
EXCEL 冠状动脉支架

吉威医疗制品有限公司,中国

描述 采用生物可降解多聚乳酸作为载药层,减少血管内膜炎症的发生,有效预防支架内晚期血栓的发生。

历史 2004 年 4 月,吉威公司的药物涂层支架系统注册标准通过国家食品药品监督管理局的批准;5 月份又通过 TUV 医疗器械生产企业质量管理体系认证,取得 ISO9001 和 ISO13485 认证证书;12 月底,吉威公司的爱克塞尔药物支架系统开始在国内销售。

支架技术参数

支架材料	316L 不锈钢
支架壁厚	0.0047 英寸
支架外径	0.04 英寸
药物涂层	可降解多聚乳酸,单面涂层,术后 6 个月完全降解
药物	西罗莫司
药物含量	195~376μg/stent
最大导丝外径	0.014 英寸
最小导引导管内径	0.067 英寸
额定压力	6atm
最大爆破压力	16atm(2,5~3.0mm),14atm(3.5,4.0mm)
现有的直径	2.5~4.0mm
现有的长度	14、18、24、28、33、36mm

EXCEL 支架如图 51-1~ 图 51-4 所示。

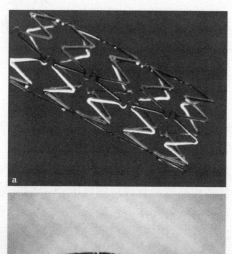

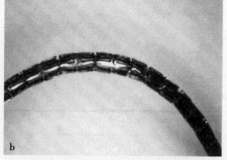

图 51-1 a. EXCEL 支架;b. 支架高度的柔韧性

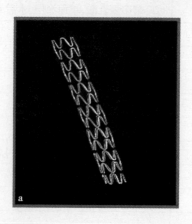

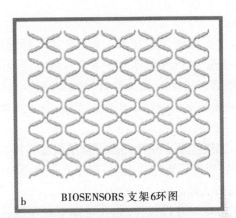

BIOSENSORS 支架6环图

图 51-2　a. EXCEL 支架；b. 支架平台：S-stent^{TM}

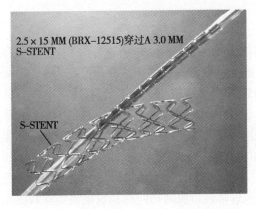

2.5 × 15 MM (BRX–12515)穿过A 3.0 MM S–STENT

S–STENT

图 51-3　开环设计，支架轻松通过侧孔

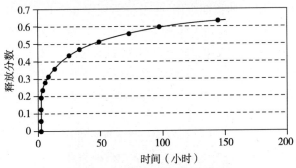

图 51-4　支架涂层降解时间曲线

支架特点

1. 第一个可降解涂层技术　采用生物可降解多聚体涂层（PLA）作为载药层，PLA 在体内 3~6 个月内可逐渐降解为二氧化碳和水，降解后支架表面无聚合物残留，减少血管内膜炎症的发生，有效预防支架内晚期血栓的发生，与永久聚合物比较，PLA 具有更大的载药能力。

2. 单面涂层技术　独特的血管侧单面涂层技术，有效降低再狭窄和靶病变血运重建的发生，避免支架表面内皮化延迟的发生，有效预防支架内晚期血栓的发生。

3. 侧孔特点　开环设计，侧孔可撑至最理想孔径，提高分叉病变治疗的可操控性。

临床研究

2006 年初沈阳军区总医院心内科进行的 Excel 支架在中国上市后首个前瞻性单中心先期临床注册研究（简称 Pilot 研究）。入选的冠心病患者均单一植入 Excel 支架，排除 1 周内急性心肌梗死（AMI）、支架内再狭窄病变（ISR）、近期外科手术及不能耐受抗血小板治疗者。主要研究终点为术后 12 个月主要不良心脏事件（MACE）（包括心性死亡、MI 及任何方式的 TLR），次要终点为术后 30 天、6 个月 MACE 及术后 6~12 个月的造影复查再狭窄率。术后常规口服阿司匹林和氯吡格雷双联抗血小板药，其中阿司匹林长期服用，氯吡格雷仅服 6 个月后停用，比目前其他 DES 术后长达 1 年的双联抗血小板治疗的疗程明显缩短。从 2006 年 2 月 2 日启动至 3 月 24 日共完成入选病例 100 例，包括 18% 的糖尿病，77% 的急性冠脉综合征和 30% 的多支病变。153 处靶病变中 B2/C 型复杂病变占 83.0%，慢性完全闭塞病变（CTO）9.8%，分叉病变 6.5%。所有病变共成功植入 211 枚 Excel 支架，术中无严重并发症，住院期及术后 30 天无 MACE。术后 6 个月 TLR 即 MACE 发生率 1%；6 个月至 1 年期间 TLR 即 MACE 发生率 3%。1 年总的 MACE 发生率 4.0%。51 例患者的 64 处病变接受了 IVUS 检查,4 处支架贴壁不良(6.3%)均与 ISR 无关。截至 2007 年 6 月 10 日,Pilot 研究的所有患者已完成了平均近 15 个月(470 天)的临床随访,平均停用氯吡格雷时间 286 天,最长停药时间 312 天,未见死亡、MI 及血栓事件,总 MACE 发生率仍为 4%。另有 2 例患者接受了造影随访未发现 ISR,故目前的支架内造影再狭窄率为 4.17%(4/96),节段内再狭窄率为 6.25%(6/96),与其他几项 DES 的关键性临床试验(如 SIRIUS、TAXUS Ⅳ、ENDEAVOR Ⅱ、SPIRIT Ⅱ)比较,显示出相同或略好的安全性和抑制再狭窄的有效性,表明在"真实世界"的 PCI 临床实践中,Excel 支架具有理想的疗效及安全性,同时支架植入后 6 个月的双联抗血小板治疗是安全可行的。研究者计划对全部入选患者继续进行为期 3 年以上的长期随访,以印证 Excel 支架术后应用氯吡格雷半年的长期安全性。

　　在 Pilot 研究取得令人鼓舞结果的基础上,为进一步明确 Excel 支架的长期疗效和术后 6 个月停用氯吡格雷的长期安全性,由沈阳军区总医院牵头,联合军内及部分国内外医院进行了多中心、大样本的临床注册研究(Multi-Center Registry of Excel BiodegrAdable Drug EluTing StEnt, 简称 CREATE 研究),于 2006 年 6 月 8 日正式启动,共有国内外 59 家医院参与,其中国外医院 3 家(分别为印尼雅加达 Medistra 医院,泰国曼谷 Sririraj 医院及马来西亚 Island 医院心脏中心)。其研究对象适应证比 Pilot 研究进一步拓宽,为 PCI 真实临床实践中所有医生认为适合植入 DES,并单一接受 Excel 支架治疗的患者,主要排除标准:①医生认为不适于植入 Excel 支架者(如对抗血小板药物不能耐受,近期行外科手术等);②不能单一植入 Excel 支架者;③ NYHA 心功能分级 >3 级或超声 LVEF<0.3 者。研究主要终点为 12 个月 MACE,次要终点为:①术后 30 天及 6 个月 MACE;②术后 12 个月 TLR;③术后 6~12 个月造影复查再狭窄率和支架内晚期管腔丢失;④ 12 个月内累积血栓事件。术后抗血小板治疗方案与 Pilot 研究相同。研究结果在美国芝加

哥 ACC2008 隆重揭晓。该研究在 4 个国家 59 个中心共入选 2077 例患者,有 369 例(17.8%)患者在心肌梗死 24 小时内行直接 PCI。支架术后所有患者均口服氯吡格雷和阿司匹林双联抗血小板治疗 6 个月,平均服用 199 天。12 个月的随访结果(随访率 99.2%)显示,主要心血管事件的总发生率为 2.77%,其中包括 23 例心源性死亡(1.12%),8 例心脏病复发(0.39%)和 32 例需要再次冠脉血运重建干预(1.55%)。全因死亡 34 例(占 1.64%),包括 11 例非心源性死亡。16 例(0.78%)出现血栓性并发症,包括 6 例明确的血栓事件,5 例很可能的血栓事件,5 例可能的血栓事件;其中 6 例中 3 例(0.15%)是在停用氯吡格雷后发生。研究结果显示新型 EXCEL 支架能降低心血管事件的发生率,可降解的涂层支架在支架术后 6 个月的双联抗血小板治疗是有效的,而且是安全的。

第五十二章
SYNCRO CARBOSTENT 冠状动脉支架

SORIN BIOMEDICA CARDIO S.P.A,ITALY

描述 利用"CCC"卷曲技术固定在半顺应性快速交换传送系统上的晶碳烤瓷支架。

支架技术参数

支架材料	316L 不锈钢
被膜	晶碳被膜
射线透光性	2 个铂标记物
柄身 / 球囊材料	PA
球囊突出	0.5mm
通过外径	0.040~0.045 英寸
最大导丝外径	0.014 英寸
最小导引导管内径	0.058 英寸
额定压力	8atm
额定爆破压	16atm
平均爆破压	22atm
现有的直径	2.5~4.0mm
现有的长度	9、12、15、19、25mm

SYNCRO CARBOSTENT 支架如图 52-1 所示。

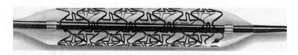

图 52-1　支架示意图

支架特点

1. 逐渐变细的顶端的微小截面以及增强的柔韧性使支架可以快速而平滑地通过非常狭窄的病变部位,半顺应性快速交换传送系统确保支架具有卓越的推进力和可追踪力,短而有韧性的顶端使其甚至可以通过非常难通过的解剖部位。

2. 独特的"CCC"卷曲技术　由于支架是一个夹紧的卷曲的系统,位于前端的三折的球囊,相当于一个"铁箍",使其可以紧夹病变部位,这种特殊的处理方法为传送系统提供了更高的安全性(图 52-2)。

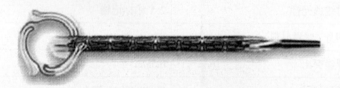

图 52-2　独特的"CCC"卷曲技术

3. 选择直接植入　在三折球囊的前端有一个独特的 CCC 结构使 Syncro 支架平滑而又安全地通过细小的、钙化的、弯曲的血管。这是由于在精确定位以后,Syncro 支架会紧夹该部位,即使是钙化闭塞的病变处,传送系统仍可安全地被撤出血管。Syncro 支架可以在高压下膨胀,抽空后可迅速恢复至原先的样子。

4. 抗"狗骨"效应　有很小的球囊突起(图 52-3),仅为 0.5mm,可以防止发生"狗骨"效应。

5. 卓越的可视性　在支架的连接部位末端有两个铂制的标记物(图 52-4),在透视下清晰可见。标记物在支架膨胀后不会缩短,而且在植入多个支架时,标记物之间不会重叠。

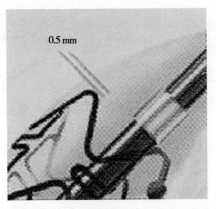

图 52-3 很小的球囊突出,仅为 0.5mm

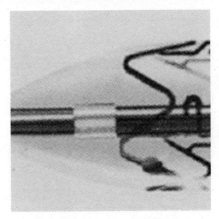

图 52-4 不透射线的标记物

6. 晶碳被膜可以高度增强血液 - 生物相容性,最大程度减少血栓形成的危险,减少组织间的相互作用和斑块的形成。

7. 类似于细胞的结构(图 52-5),使支架和血管壁之间具有良好的匹配性,膨胀不会发生扭曲和缩短。这是因为每个细胞结构都是一个独立的、自我的机械性结构,对膨胀、弯曲、扭曲作出相应的反应。镜面抛光的表面,使支架可以光滑安全的植入,增强了支架的传送能力,使支架可以通过非常弯曲的血管。

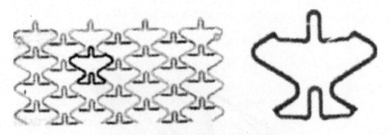

图 52-5 类似细胞的机械性结构

第五十三章
JANUS 他克莫司洗脱晶碳冠状动脉支架

Sorin BIOMEDICA CARDIO S.P.A,ITALY

描述 他克莫司洗脱晶碳支架,目前市场上唯一的非聚合物涂层药物支架。

历史

1. 2005 年,JANUS 上市。

2. 2006 年 2 月 20 日,新型药物洗脱支架 Janus Flex 在欧洲上市,所有欧共体国家都被授权销售该支架。

支架技术参数

支架材料	具有晶碳烤瓷微膜的 AIS316LVM 不锈钢
结构	采用多侧窗结构,拥有独特的药槽给药设计
射线透光性	2 个不透射线标记物(350μm)
径向回缩率	1%~4%
支架壁厚	0.11mm
金属管腔比	16%~19%
聚合物涂层	无
药物及剂量	他克莫司,剂量为 2.3μg/mm^2
最小导引导管内径	0.058 英寸
额定压力	8atm
额定爆破压	16atm
平均爆破压	22atm
现有的直径	2.5~4.0mm
现有的长度	12、15、19、25、31mm

支架特点

1. 靶向药物释放——面向血管壁的准确洗脱。支架外表面采用革命性的药物储存槽设计,药物被准确地,均匀地释放到目标组织,药物释放过程与血管炎症反应的高峰同步并持续进行(图53-1、图53-2)。

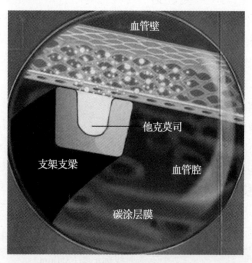

图53-1 支架外表面采用创新的药物储存槽设计,药物被准确地、均匀地释放到目标组织

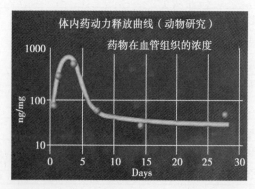

图53-2 体内药动力释放曲线,30天后药物释放50%

2. 为目前市场上唯一的非聚合物涂层药物支架,排除了聚合物涂层支架植入过程中的缺陷。非聚合物涂层支架拥有更小的通过直径。

3. 抗血栓特性加速康复过程。永久的具有生物相容性和抗血栓形成特性的专利涂层晶碳烤瓷微膜,既消除了早期和晚期血栓的风险,又可促进支架内皮化的过程。他克莫司为一种促进内皮化,抑制细胞生长的药物,可选择性的抑制平滑肌细胞的增生和转移,同时加速内皮化过程。

临床研究:

1. eJANUS 是一个国际性,多中心的临床研究项目,预期将在全球 100 个中心登记超过 4000 名患者(不包括美国和日本)。

(1) 研究目的:研究旨在评估 Janus 他克莫司洗脱晶碳烤瓷支架的临床表现,安全性及功效,在未经筛选的"真实世界"患者的原发或在狭窄病变治疗中面对复杂的临床表现,诸如糖尿病、小血管病变和长病变以及急性心肌梗死患者。

(2) 研究设计:基于电子的事件报告表格(CRFs)—独立的临床事件委员会(CEC)—3% 现场监测。

(3) 研究关键点:主要不良心脏事件(MACE)发生率,支架内血栓发生率,支架在植入过程中的临床表现,以及在 30 天,6、12、24 个月临床上被迫的靶病变血运重建。

靶病变特征见图 53-3。

(4) 研究结果

1) 一年非死亡及心肌梗死生存率 95.2%,一年无 TLR 率 91.1%,AMI 亚组一年非死亡及心肌梗死生存率 94.7%,AMI 亚组一年无 TLR 率 93.9%。

2) 急性血栓 0.2%(5/2813),亚急性血栓 0.8%(19/2406),迟发型血栓 0.2%(4/2282)。AMI 患者急性血栓 0.1%(1/672),亚急性血栓 0.9%(5/563),迟发型血栓 0%(0/518)。

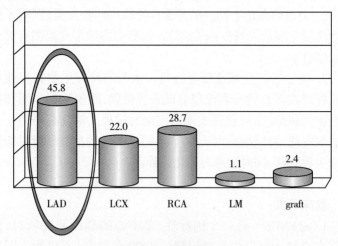

图 53-3　靶血管分布

2. JUPITER Ⅱ　是一项国际多中心、双盲、随机临床试验，目的在于评估 Janus 他克莫司洗脱碳支架在用"直接放入支架"的办法治疗冠状动脉损害方面与 Tecnic 碳支架相比的安全性和有效性。在欧洲的 16 个中心内总共入选了 332 位患者，并将他们随机分成两个组，一组使用 Janus（166 名患者），另一组使用 Tecnic（166 名患者）。

结果：

（1）最终 6 个月数据清楚地证明了他克莫司洗脱碳支架强有力的效用和对患者的高安全性，该种支架的支架血栓发生率为 0%。

（2）该试验还报告，Janus 组与支架有关的 MACE 发生率是 6.4%，而 Tecnic 控制组的比率是 11.3%。此外，5.7% 的 TLR 发生率（较之 Tecnic 减少了 46%）也说明 Janus 的 6 个月临床有效性。这意味着，94.3% 接受 Janus 治疗的患者没有再次接受支架安放。

（3）根据 6 个月时对血管直径 50% 以上再度狭窄作出的评估，支架节段二度血管造影的再狭窄显示，与 Tecnic 控制组相比,Janus 组的再狭窄减少了 40%。

（4）Janus 支架被成功地安放在了 100% 接受直接放入支架手术的患者身上。

第五十四章
Express^{2TM} 及 Liberte^{TM} 冠状动脉支架

Boston Scientific，USA

一、Express^{2TM} 支架

描述 Express^{2TM} 支架将 Tandem Architecture^{TM} 冠状动脉支架的设计与 Maverick 技术结合在一起，可以提供一流的行进能力、急性血管造影效果和日臻完善的多功能性。

支架技术参数

支架横截剖面	0.039~0.053 英寸
近端推送杆直径	1.8~2.0F
远端推送杆直径	2.7F
额定压力	9atm
额定爆破压	16~18atm
现有的直径	2.25~5.0mm
现有的长度	8、12、16、20、24、28、32mm

Express^{2TM} 支架见图 54-1~ 图 54-5。

支架特点

1. Express^{2TM} 支架是唯一融入 Tandem Architecture 专利技术的冠脉支架。较短较窄的 Micro^{TM} 单元可以提高柔软性和顺应性，较长较宽的 Macro^{TM} 单元可以提供放射显影和分支血管进入能力（图 54-3、图 54-4）。Micro^{TM} 单元和 Macro^{TM} 单元融为

一体可以提供高度的血管支撑性、一致的径向力量和清晰地血管造影效果。

2. 一流的传送能力　Micro 单元可以增强柔软性,从而提高传送能力。激光焊接的 Traktip^{TM} 末端使过渡部位更加精确,平滑,从而使可通过性提高。Crimp360^{TM} 可以确保支架与球囊之间的连接非常牢固。

3. 清晰直观的急性血管造影结果　Express^{2TM} 支架具有杰出的适应性,可以顺应血管的自然轮廓。均匀的覆盖性可以提

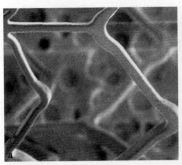
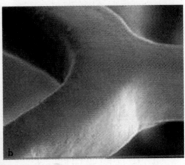

图 54-1　Express^{2TM} 支架,带有多聚体涂层,已扩张(a),
撑架带有多聚体涂层(b)

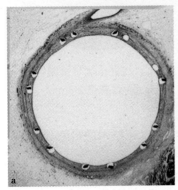
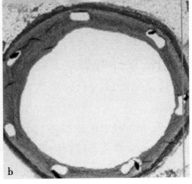

图 54-2　多聚体涂层支架置入猪冠状动脉后 90 天的组织学标本显示,
内皮化再生,几乎没有炎症反应(a),180 天时无炎症反应(b)

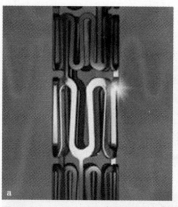
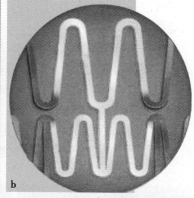

图 54-3　a. 短、窄的 Micro 组分能提供极佳的柔顺性和顺应性,同时维持必要的强度;b. 长、宽的 Macro 组分增强示踪性和侧支通过能力

供一致的血管支撑性能。Dynaleap™ 球囊材料的扩张可以控制,从而可进行精确的支架扩张操作。

4. 极佳的通用性　长轴部分较长较宽,使进入分支血管的其他操作更容易。剖面小,支架附着稳当,保证成功地直接支架置放。种类齐全,多种尺寸可供选择,与 5F 导管配套使用时,支架的最大直径可达 4.0mm。

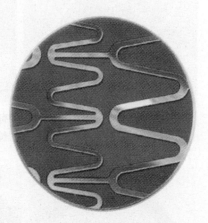

图 54-4　Express²™ 支架每个单元的面积是 2.8mm²

5. MAVERICK 技术体现了导管设计技术的最新成果,使得 Express²™ 支架的传送能力更强。锥形末端较长,使得可通过性非常强大。激光焊接技术使得过渡部位非常平滑,行进能力极强。标准长度的 Hypotube 近端鞘管,使得推送能力极佳。

二、Liberte^{TM} 支架

描述 基于 Maverick^{2TM} 导管及 TrakTip^{TM} 技术生产,外廓小,支架丝较细,输送性好。

支架技术参数

支架材料	316L 不锈钢
支架设计	Veriflex 结构
支架回缩	<3%
支架固位	卷曲 360° 技术
支架梁厚度	0.038 英寸
膜厚度	0.0006 英寸
金属覆盖率	18.8%~22.3%
额定压力	9atm
额定爆破压	16~18atm
现有的直径	2.25~5.0mm
现有的长度	8、12、16、20、24、28、32mm

Liberte^{TM} 支架见图 54-5、图 54-6。

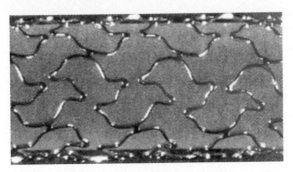

图 54-5 Liberte^{TM} 支架平台结构

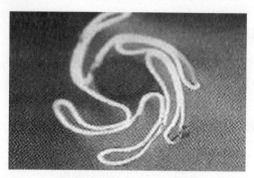

图 54-6 Liberte™ 支架球囊

支架特点

1. 基于 Maverick²™ 导管及 TrakTip™ 技术生产，外廓小（尖端外廓 0.017 英寸，通过外廓 0.0042~0.0050 英寸），支架丝较细（0.0038 英寸），输送性和顺应性好。

2. Biaxial 支架设计，既保证支架的柔软性，同时又保证足够的支撑力。

3. 独特的网眼结构在保证支撑力同时又可尽量避免边支受累。

4. 5 折球囊技术减少了支架的旋转，增强了支架的固位。

第五十五章
TAXUS^{TM} Express^{2TM} 及 TAXUS^{TM} Liberte^{TM} 冠状动脉支架

Boston Scientific，USA

一、TAXUS^{TM} Express^{2TM} 支架

描述 紫杉醇药物释放，Translute 多聚物载体，Express^{2TM} 冠状动脉支架系统的最佳组合。

支架技术参数

药物	紫杉醇
聚合物	Translute 多聚物
支架横截剖面	0.041~0.055 英寸
近端推送杆直径	1.8~2.0F
远端推送杆直径	2.7F
额定压力	9atm
额定爆破压	16~18atm
现有的直径	2.25~5.0mm
现有的长度	8、12、16、20、24、28、32mm

TAXUS^{TM} Express^{2TM} 支架如图 55-1~ 图 55-3 所示。

支架特点

1. 紫杉醇可抑制细胞分裂，改变炎症活性过程，阻止细胞

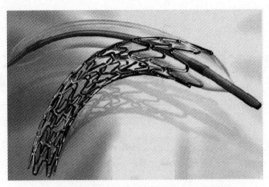

图 55-1 TAXUS™ 支架

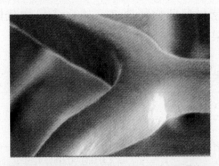

图 55-2 覆有 Translut 多聚物载体的 Express™ 冠脉支架支梁

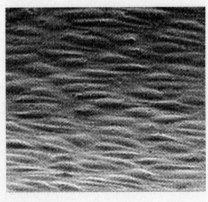

图 55-3 药物释放支架携带的剂量可以控制新生内膜形成并允许再内皮化

迁移,减少细胞分泌。在浓度较低的条件下,适当剂量的紫杉醇可以更多地抑制平滑肌细胞,但对内皮细胞的抑制较少。这样,在抑制新生内膜形成的同时,又允许适当的再内皮化过程。其有效的多重作用方式可以防止再狭窄的发生。

2. Translute 多聚物载体已被证明在血管床上稳定且无活性,从而可以消除引起炎症反应的任何潜在性。Translute 多聚物载体可随支架输送和扩张,而不会影响支架的机械性能,从而使支架的传送同常规的支架置入术一样容易操作。Translute 多聚物载体的配方设计使药物剂量精确和释放可控制,而且可以预知使用结果。剂量为每平方毫米 1.0μg 的慢速释放剂型 TAXUS™ Express²™ 药物释放冠脉支架既可以递送最低有效剂量以防止再狭窄,又可以促进适当的愈合。

3. Express²™ 冠脉支架系统 为优秀的药物输送平台。具体表现为:①一流的传送能力:Tandem Architecture 结构可增进柔顺性,提高传送能力。激光焊接的 Traktip 保证了精确平滑的过渡,增进了穿过能力。Crimp360™ 可使支架与球囊连接异常牢固。②精确的病变扩张:球囊外裸露只有 0.5mm(图 55-4),可以将球囊与血管壁的接触降至最低限度。回缩率只有 3%,便于支架的精确放置。③均匀一致的血管覆盖:单元面积小($2.8mm^2$),可以提供均匀一致的血管支撑。

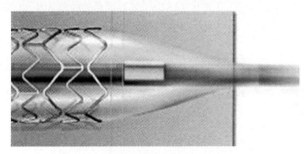

图 55-4 球囊的支架外裸露只有 0.5mm

临床研究

1. TAXUS Ⅰ

目的	对比紫杉醇药物释放 NIR® 支架和无药物释放对照 NIR® 支架的安全性
病例数	61
研究中心数	3
病变类型	初发病变, 直径为 3.0 和 3.5mm
支架平台	NIR® Conformer 支架 18mm
药物释放动力学	缓慢释放
一级终点指标	30 天的主要心脏事件
研究负责人	E Grube

6 个月时的结果:

	NIR® 对照支架	NIR® 药物支架
Binary 再狭窄	10%	0%
血栓形成	0%	0%
主要心脏事件	7%	0%
靶血管重建	7%	0%

2. TAXUS Ⅱ

目的	评价 TAXUS™ 紫杉醇药物释放 NIR® 支架治疗初发病变的安全性和优越性
病例数	536
研究中心数	19 个国家的 40 个中心
病变类型	初发病变, 长度 <12mm, 直径为 3.0mm 和 3.5mm
支架平台	NIR® Conformer 支架 15mm
药物释放动力学	持续释放, 缓慢和中等速度释放
一级终点指标	用冠脉内超声定量评价
研究负责人	A Colombo

结果：

第一组：缓速释放紫杉醇药物（1µg/mm²）

	紫杉醇药物释放 NIR® 支架	对照支架	P 值
患者人数	131	136	
病变原始长度	10.55	10.51	
对照血管原始直径	2.78mm	2.77mm	
糖尿病患者比例	10.7%	16.2%	
6 个月后期损失支架段	0.31mm	0.79mm	<0.0001
6 个月直径狭窄支架段	19.53%	31.77%	<0.0001
6 个月再狭窄　支架内	2.3%	17.9%	<0.0001
分段区	5.5%	20.1%	0.0004
6 个月紫杉醇药物释放支架内再狭窄	1.6%	不适用	
6 个月严重不良心脏事故发生率	8.5%	19.5%	0.0125
6 个月靶血管重建率	4.6%	12.0%	0.0432
6 个月靶病变重建率（非 TLR）	3.1%	2.3%	0.7203
支架内血栓形成（住院期间）	0.8%	0%	
支架内血栓形成（出院后）	0%	0%	

第二组：中速释放紫杉醇药物（1µg/mm²）

	紫杉醇药物释放 NIR® 支架	对照支架	P 值
患者人数	135	134	
病变原始长度	10.2mm	10.7mm	
对照血管原始直径	2.72mm	2.73mm	
糖尿病患者比例	17.0%	14.2%	
6 个月后期损失支架段	0.30mm	0.77mm	<0.0001

续表

	紫杉醇药物释放 NIR® 支架	对照支架	P 值
6 个月直径狭窄支架段	18.23%	33.93%	<0.0001
6 个月再狭窄 支架内	4.7%	20.2%	<0.0002
分段区	8.6%	23.8%	0.0012
6 个月紫杉醇药物释放支架内再狭窄	0.8%	不适用	
6 个月严重不良心脏事故发生率	7.8%	20.0%	0.0064
6 个月靶血管重建率	3.1%	14.6%	0.0017
6 个月靶病变重建率（非 TLR）	2.3%	3.1%	1.000
支架内血栓形成（住院期间）	0.8%	0%	
支架内血栓形成（出院后）	0%	0%	

TAXUS II 结论

（1）在第 6 个月，缓释与中速释放组植入紫杉醇药物释放支架的患者在临床、血管造影和血管内超声方面均有明显改进。

（2）试验组与对照组相比，紫杉醇药物释放支架和对照支架在动脉瘤形成发病率或后期不完全贴壁在统计学方面没有重大差别。

（3）对更为复杂的病变亚群的疗效进行评估，还需要进行更多试验。

3. TAXUS III

目的	评价缓慢释放型 NIRx 紫杉醇药物释放支架治疗和减少已植入支架内的再狭窄的可行性
病例数	30
研究中心数	2
病变类型	支架内再狭窄，长度 <30mm，直径为 3.0mm 和 3.5mm
支架平台	NIR® Conformer 支架 15mm

续表

药物释放动力学	缓慢释放
一级终点指标	30 天的主要心脏事件
研究负责人	E.Grube 和 P Serruys

30 天的结果

死亡	0%
Q 波心肌梗死	0%
非 Q 波心肌梗死	3.4%
冠脉旁路移植术（冠脉搭桥术）	0%
靶血管重建术	3.4%
靶病变重建术	0%
主要不良心脏事件	7%

4. TAXUS Ⅳ

目的	评价 TAXUS™ Express™ 支架治疗初发病变的安全性和优越性
病例数	1170
研究中心数	80
病变类型	初发病变
支架平台	Express™ 支架，长度为 16、24、32mm，直径为 25、3.0、3.5mm
药物释放动力学	缓慢释放
一级终点指标	9 个月时的靶血管重建率
研究负责人	G.W.Stone 和 S Ellis

TAXUS Ⅳ 9 个月主要结果临床小结

（1）9 个月的靶血管再成形率（初级终点）由对照组的 12.0% 降至 TAXUS EXPRESS 药物释放支架组的 4.7%。

（2）靶血管再成形术率降低归功于 TAXUS EXPRESS 药物释放支架 3.0% 的靶病变再成形术率，而对照组的靶病变再成形术率为 11.3%。

（3）9 个月的严重不良心脏事件由对照组的 15.0% 降至 TAXUS EXPRESS 药物释放支架组的 8.5%。各组支架血栓形成的发病情况无明显差异。

（4）冠脉造影定量和血管内超声分析小结

（5）9 个月支架内再狭窄率由对照组的 24.4% 减少至 TAXUS EXPRESS 药物释放支架组的 5.5%。

（6）9 个月支架段再狭窄率由对照组的 26.6% 减少至 TAXUS EXPRESS 药物释放支架组的 7.9%.支架内后期丢失由对照组的 0.92mm 减少至 TAXUS EXPRESS 药物释放支架组的 0.39mm。

（7）支架内净容积阻塞百分比由对照组的 29.40% 减少至 TAXUS EXPRESS 药物释放支架组的 12.20%。

结论：

与裸支架对照组相比较,TAXUS EXPRESS 药物释放支架在靶血管再成形(初级终点)以及在临床指标、冠脉血管造影定量和血管内超声分析参数方面取得了明显的改善。在安全性方面符合要求,安全性主要参数方面均与对照组相似。

5. TAXUS Ⅵ

目的	评价 TAXUS™ Express™ 支架治疗长病变的靶血管重建率
病例数	450
研究中心数	35
病变类型	初发病变,长度为 18~40mm
支架平台	Express™ 支架,长度为 16、24、32mm,直径为 2.5、3.0、3.5mm
药物释放动力学	中等速度释放
一级终点指标	6 个月时的靶血管重建率
研究负责人	K.Dawkins 和 E.Grube

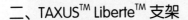

二、TAXUS™ Liberte™ 支架

描述 Boston Scientific 公司研发的第一个二代药物释放支架,为实现理想的药物释放而特别设计,采用 Liberte™ 支架平台,与第一代药物支架 TAXUS™ Express²™ 相比主要改善了支架的输送性和顺应性,从而增强了通过复杂病变的能力。

支架技术参数

支架类型	球囊扩张,管状支架
支架设计	Veriflex™ 结构
支架材料	316L 不锈钢
支架固位	卷曲 360 技术
支架回缩	<3%
支架缩短	极少
支架梁厚度	0.0038 英寸
膜厚度	0.0006 英寸
支架通过外廓	0.042~0.050mm
金属 / 血管比	18.8%~22.3%
现有支架直径	2.25~3.5mm
现有支架长度	8、12、16、20、24、28、32mm

支架特点

1. Liberte™ 支架平台的技术特点 ①良好的输送性和顺应性:以 3.0mm 直径支架为例,具有比较薄的支架梁(0.0038″),极小的尖端外廓(0.017″),极小的通过外廓(0.047″)。②较强的边支通过能力:以 3.0mm 直径支架为例,具有 4.2mm 边支扩展直径而不影响支架的整体结构。③ 5 折球囊技术:该设计减少了支架的旋转,增强了支架的固位(文末彩图 55-5、图 55-6)。

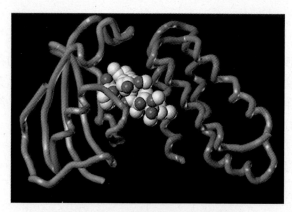

图 55-5 Liberte™ 支架的 5 折球囊技术

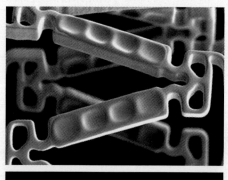

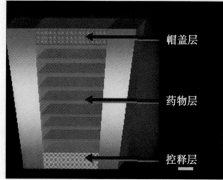

图 55-6 Liberte™ 的支架梁

2. Veriflex™ 支架结构特点　①低回缩率:保证更好的贴壁和药物分布;②出色的血管覆盖和支持;③小的开环单元面积。

3. Veriflex™ 支架结构有 3 种设计,分别针对小血管、主力血管和大血管:①小血管:2.25~2.5mm(2 个单元);②主力血管:2.75~3.5mm(3 个单元);③大血管:4.0~5.0mm(3 个单元)。

第五十六章

BX Velocity 及 CYPHER Select™ 西罗莫司药物释放冠脉支架

Cordis, a Johnson & Johnson Company, USA

BX Velocity 支架

描述 闭环设计不锈钢管状支架,柔软性好,易输送。

支架技术参数

支架材料	316L 不锈钢
支架设计	封闭单元柔顺段设计
缩短率	<2%
X 线下可视性	中等
支架丝厚度	0.14 英寸
支架网孔	3.3mm²
金属覆盖率	12%~15%
额定释放压	10atm
额定爆破压	16atm
现有直径	2.5~4.0mm
现有长度	8、13、18、23、28、33mm

BX Velocity 支架如图 56-1 所示。

支架特点
1. 闭环设计,支撑力好,防止管壁弹性回缩。
2. 极佳的输送性能。

3. 外径较小,确保血管损伤降至最低,且顺应性好。

4. 有良好的跟踪性与柔顺性,易于进入侧支。

5. 边缘无翘起。

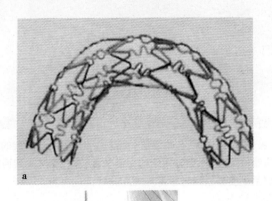

a

◄●缩短的头端

◄●角度适宜的球囊前端

◄●缩短的球囊悬突
◄◦边缘无翘起

◄●超前的镶嵌式设计™

◄●强大的支撑力

◄●柔顺段设计™

◄●闭环式设计

◄●渐细的近端密封连接
◄●金属杆连接技术

b

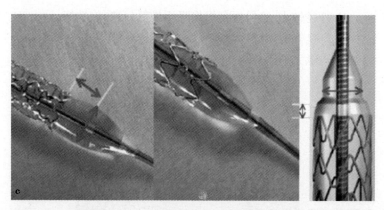

图 56-1　a. 闭环式设计、药物涂层和药物控制系统；b. 支架的柔顺性良好，球囊两端椎度设计，支架两端的球囊长度较短，确保支架两端不被撕裂；c. 扩张后的支架两端与球囊两端关系

CYPHER Select™ 西罗莫司药物释放支架

描述　CYPHER™ 西罗莫司药物释放支架是第一个抗内膜增生的血管介入治疗 API 技术，能够极大地改善患者临床结果，预防再狭窄，维持血管通畅性，减少靶病变处的血管重建。

支架特点

1. CYPHER 支架的封闭单元设计为药物的最佳释放提供了理想的平台。血管壁覆盖和药物均匀分布，可在广泛的长度和直径范围内进行操作，治疗各种类型的病变。

2. 专利的可控制聚合物为药物输送提供了极好的中介。可控释放聚合物具备生物相容性、非血栓形成性的特性，提供持久可控的药物释放，30 天内释放近 80%，避免了不可控制的释放高峰的出现。不产生血管壁炎症反应。聚合物具有弹性，在支架置入过程中保持其完整性，且确保药物保留未动。

3. 西罗莫司是卓越的抗内膜增生药物，有效防止新内膜增生,选择性双重作用机制,目标是增生细胞,细胞周期抑制机制使血管壁细胞健康成长,不杀死细胞,允许血管壁自行正常愈合,完成内皮化过程。

CYPHER™ 西罗莫司药物释放支架见图 56-2~ 图 56-5。

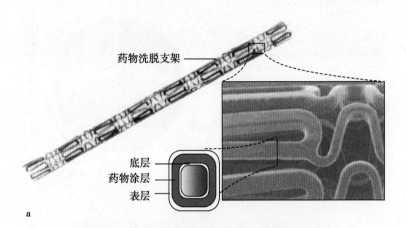

药物洗脱支架

底层
药物涂层
表层

a

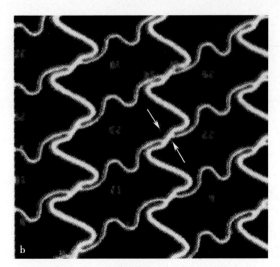

b

图 56-2 a. 支架结构;b. 支架封闭单元

雷帕霉素在细胞增殖周期中的效应

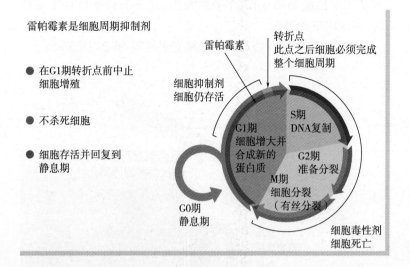

治疗窗

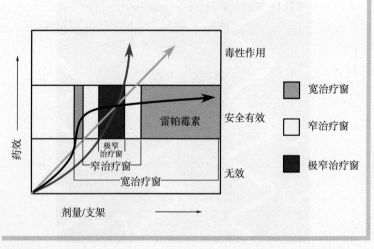

图 56-3　显微镜下,西罗莫司药物释放支架置入后抑制血管内膜增生

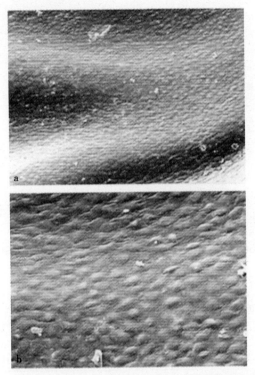

图 56-4 西罗莫司药物释放支架置入术后 30 天管腔面电镜扫描图

a. 200 倍;b. 500 倍

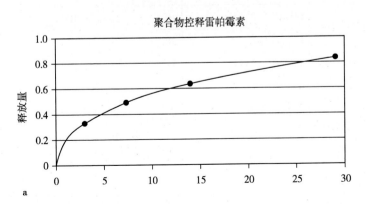

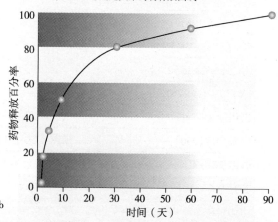

图 56-5   a. 聚合物可提供持久、可控制的西罗莫司释放；
b. 药物释放曲线

Cypher 全球范围内的部分临床实验

1.	FIM（45）	15.	SISR（400）
2.	Sirolimus PK（19）	16.	ISR-Barragan（23）
3.	SECURE（252）	17.	ARTS 川（600）
4.	RAVEL（238）	18.	FREEDOM（2600）
5.	SIRIUS（1058）	19.	2.25mm（100）
6.	China（41）	20.	4.00mm（100）
7.	E-SIRIUS（353）	21	ATLA S（100）
8.	C-SIRIUS（100）	22.	SICTO（25）
9.	Taiwan（50）	23.	SVG-Feas（150）
10.	Argentina（20）	24.	DIRECT（220）
11.	BIF（86）	25.	DECODE US（100）
12.	ISR-Feas（41）	26.	DECODE（100）
13.	USISR-Feas（8）	27.	BRIDGE（1000）

续表

14.	TROPICAL（160）	28.	PORTO I& 川（300）
29.	SCORPIUS（190）	37.	SC US（tbd）
30.	Cypher-SMART（256）	38.	SC EU（tbd）
31.	EVASTENT（2000）	39.	SVS-Feas（45）
32.	TYPHOON（700）	40.	SIROCCO 1（36）
33.	DESSERT（250）	41.	SIROCCO 11（57）
34.	SVELTE（101）	42.	GREAT（101）
35.	REDOX（60）	43.	SIRTAX（1012）
36.	3 D（44）	44.	REALITY（669）

第五十七章
XIENCE(TM)V - 依维莫司药物洗脱冠状动脉支架

Abbott Vascular, USA

描述 以 MULTI-LINK 为支架平台,包被抗增殖药物依维莫司(Everolimus)的药物洗脱支架,聚合物涂层为氟化共聚物,XIENCE V 的支架血栓、靶血管血运重建、靶病变血运重建发生率及 MACE 发生率显著降低。

支架技术参数

支架材料	L-605 钴铬合金
铁磁性	无
缩短率	0%
支架壁厚	0.0032 英寸
通过外径	0.041 英寸
药物	依维莫司
涂层	氟化共聚物
最大导丝外径	0.014 英寸
现有的直径	2.25~4.0mm
现有的长度	8、12、15、18、23、28mm

支架特点

1. 支架为 MULTI-LINK 设计,有出色的柔软性和顺应性,采用钴铬合金技术,有超薄支架壁,具出色的径向支撑力和可视性(图 57-1)。

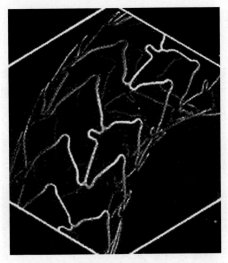

图 57-1　支架结构

2. 支架输送系统有超小的通过外径(0.041 英寸),短椎体球囊,尽量避免对血管的损伤,定位精确,无短缩(图 57-2)。

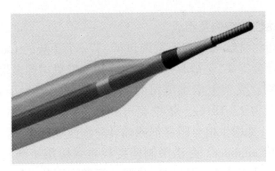

图 57-2　支架输送系统

3. 依维莫司为精选的细胞抑制剂,有出色的药物稳定性,临床疗效经过验证,已作为口服药物上市。

4. 聚合物涂层超薄,兼具强度和弹性,确保涂层出色的完整性,控制药物缓慢释放,覆盖再狭窄的整个病理过程,具有高度生物相容性和血液相容性,与支架牢固黏附,但不粘球囊(图 57-3)。

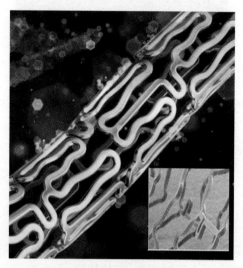

图 57-3 支架聚合物

产品性能结构及组成

该药物洗脱冠脉支架系统包括:①一个预装的 L-605 钴铬(CoCr)合金支架,包被有由抗增殖药物依维莫司和多聚物组成的混合物。支架上依维莫司的有效剂量随支架大小而变化,剂量范围为 27~181μg。依维莫司由诺华制药(Novartis Pharma AG)研发,是增生信号阻滞剂或哺乳动物西罗莫司靶蛋白阻滞剂(mTOR inhibitor),由诺华制药授权雅培应用于药物洗脱支架。由于具有抗增生的特性,依维莫司能在冠状血管植入支架后抑制支架内新生内膜的生长。②两个位于球囊下的不透 X 线标记物,通过 X 线透视检查可标记球囊的工作长度和打开的支架长度。③两个邻近的输送系统标记(从近端算起的与远端端头的距离为 95cm 和 105cm)指示输送系统与上臂动脉径路或股动脉径路时的导引导管末端的相对位置。工作导管的长度为 143cm。

产品适用范围：

适用于由原发自身冠脉病灶(长度≤28mm)而引发症状性和无症状性的缺血性心脏病的患者，可以用于改善冠脉腔内直径，参照血管直径为 2.25~4.0mm。

临床试验

经过多年来的临床试验结果验证，雅培公司的新一代药物洗脱支架雅培依维莫司(XIENCE V®)药物洗脱冠脉支架系统具有优异的有效性、安全性和输送性。在针对 XIENCE V 进行的众多临床试验中，SPIRIT 系列临床试验以其出色的长期结果显得尤为突出，而其中包括了来自中国 60 多位患者的数据。

SPIRIT Ⅲ关键性美国临床试验的长期数据显示，与 TAXUS® Express2 紫杉醇药物洗脱支架(TAXUS)相比，XIENCE V 的临床优势随时间推移而持续扩大。XIENCE V 在术后三年的主要心脏不良事件(MACE)风险比 TAXUS 低 43%(XIENCE V 的发生率为 9.1%，TAXUS 为 15.7%，P=0.003)。主要心脏不良事件是评估安全性和有效性的重要复合临床指标，包括心源性死亡、心脏病发作(心肌梗死)或缺血驱动的靶病变血运重建等复合事件。

SPIRIT Ⅲ试验的结果同时显示，XIENCE V 极晚期支架血栓(1~3 年)发生率很低，第 2 至第 3 年间未发生新的支架血栓。按照试验设计中的定义，截至术后三年，XIENCE V 的极晚期支架血栓发生率为 0.2%，TAXUS 为 1.0%(P=0.10)。按照美国学术研究联合会(ARC)对确诊的 / 可能的支架血栓的定义，截止到术后三年，XIENCE V 的极晚期支架血栓发生率为 0.3%，TAXUS 为 1.0%(P=0.34)。美国学术研究联合会(ARC)对支架内血栓的定义旨在避免不同药物洗脱支架临床试验使用不同的定义而造成的差异。

SPIRIT Ⅳ临床试验的最新数据显示，XIENCE V 在术后一年的靶病变失败率和靶病变血运重建发生率等关键安全性和有效性指标上均显著优于 TAXUS® Express2™ 紫杉醇药物洗脱冠脉支架系统。SPIRIT Ⅳ临床试验共对 3690 名患者展开了研究,是对两种药物洗脱支架进行比较的最大规模的随机临床试验之一。

在试验的主要终点上,统计数据显示 XIENCE V 的靶病变失败率较 TAXUS 显著降低了 38%(XIENCE V 的靶病变失败率为 4.2%,TAXUS 为 6.8%,P=0.001)。靶病变失败率是有效性和安全性的重要复合指标,包括心源性死亡、靶血管导致的心脏病发作(靶血管导致的心肌梗死)和缺血驱动的靶病变血运重建,该指标统一了不同药物洗脱支架临床试验中对主要心脏不良事件的定义。此外,根据统计数据显示,XIENCE V 的靶病变血运重建发生率(再次手术)比 TAXUS 显著降低了 46%(XIENCE V 的发生率为 2.5%,TAXUS 为 4.6%,P=0.001)。靶病变血运重建是 SPIRIT Ⅳ临床试验重要的次要研究终点。SPIRIT Ⅳ临床试验取得的突破性结果在 2009 年 9 月于旧金山举行的美国经导管心血管治疗(TCT)年会上公布。

除在靶病变失败这一主要终点和靶病变血运重建这一重要次要终点上表现优于 TAXUS 外,XIENCE V 也表现出了令人印象深刻的较低的术后一年支架血栓的发生率。根据临床试验方案的定义,XIENCE V 术后一年的支架血栓发生率比 TAXUS 低80%(XIENCE V 的发生率为 0.17%,TAXUS 为 0.85%,P=0.004)。根据美国学术研究联合会(ARC)对确诊的/可能的支架血栓的定义,XIENCE V 术后一年的确诊的/可能的支架血栓发生率比 TAXUS 低 74%(XIENCE V 的发生率为 0.29%,TAXUS 为1.10%,P=0.004)。

此外,由研究者发起的 COMPARE 临床试验的结论与 SPIRITⅣ试验结果以及 SPIRIT 系列试验结果不谋而合。临床试验数据显示,雅培依维莫司(XIENCE V®)药物洗脱冠脉支架系统在主要的安全性和有效性指标上显著优于 TAXUS®Liberte 紫杉醇药物洗脱冠脉支架(TAXUS)系统。

　　在该临床试验的主要研究终点上(所有死亡事件、非致命性心脏病发作/心肌梗死和靶血管血运重建的复合事件),XIENCE V 术后一年的主要心脏不良事件发生率显著低于 TAXUS(XIENCE 为 6.2%,TAXUS 为 9.1%,P=0.023)。XIENCE V 的支架血栓、靶血管血运重建、靶病变血运重建发生率也显著低于TAXUS(XIENCE 的支架血栓发生率为 0.7%,TAXUS 为 2.6%,P=0.002;XIENCE 的靶血管血运重建发生率为 2.4%,TAXUS 为 6.0%,P=0.0001;XIENCE 的靶病变血运重建发生率为 1.7%,TAXUS 为 4.8%(P=0.0002)。

第五十八章
爱立(Tivoli®)药物洗脱冠状动脉支架

易生科技(北京)有限公司,中国

描述　钴铬合金可降解聚合物载体西罗莫司药物支架。

支架技术参数

支架材料	钴铬合金
支架壁厚	0.0031 英寸
预装直径	1.12mm
药物	西罗莫司
涂层	PLGA 可降解涂层,180 天降解完毕
近端推送杆直径	1.7F
命名压	8atm
爆破压	14~16atm(依据型号)
现有的直径	2.5~4.0mm
现有的长度	10、15、18、21、25、30、35mm

支架特点(图 58-1~ 图 58-7)

1. **优秀的支架平台**　薄壁钴铬合金(支架壁厚:0.0031″)赋予支架卓越的支撑力和柔顺性;更小的预装外径使支架更易穿越狭窄弯曲病变;具有自主知识产权的"翼展"式开环单元设计大幅提升支架在扩张时与血管的顺应性,最大限度减少损伤与贴壁不良,具有良好的显影性和侧支通过能力;金属覆盖率为14.06%。

2. **安全的可降解涂层**　可有效抑制再狭窄,支架内再狭窄率为 2.9%；理想的载体和适中的药物控释，帮助血管有效的愈合，在抑制平滑肌增生时促进血管内皮化；降解载体避免了永久涂层引起的炎症反应，降低支架晚期血栓风险。

3. 掌控自如的输送系统 拥有柔顺性渐变的推送杆赋予输送系统卓越的输送能力和柔顺性；超软的锥形头端设计提高导管跟踪性能和穿越复杂病变的能力；1.7F 近端推送杆，在 6F 导引导管中进行对吻操作更轻松自如。

爱立（Tivoli®）药物洗脱冠脉支架如图 58-1~ 图 58-7 所示。

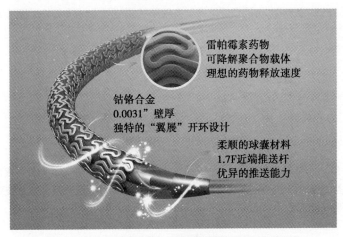

图 58-1 支架特点

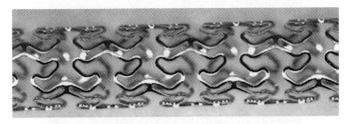

图 58-2 具有自主知识产权的"翼展"式开环单元设计
（专利号：ZL 2007 2 0004566.7）

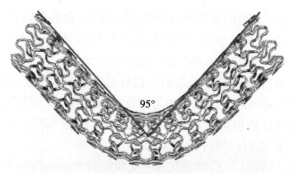

图 58-3　有限元分析——Tivoli 药物支架的弯曲变形（血管顺应性）：单向弯曲 95° 条件下,仍能很好地保持支架形状,而且未出现支架杆碰撞情况

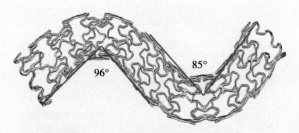

图 58-4　有限元分析——Tivoli 药物支架的弯曲变形（血管顺应性）：双向分别弯曲 85° 和 96° 条件下,仍能很好地保持支架形状,而且未出现支架杆碰撞情况

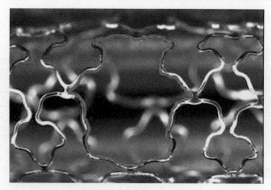

图 58-5　卓越的侧支通过能力 Area of cell=9.5mm²

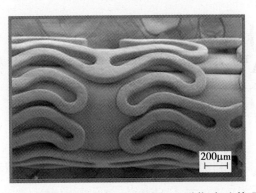

图 58-6　压装后涂层完整,未见裂纹,无脱落、起皮等现象

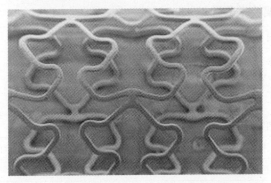

图 58-7　灭菌扩张后,支架内外表面涂层完整,无龟裂

第五十九章
BuMA™生物降解药物涂层冠脉支架系统

赛诺医疗科学技术有限公司,中国

描述 专利涂层技术,可降解聚合物载体西罗莫司药物支架。

支架技术参数

支架材料	316L 不锈钢
支架壁厚	0.1mm
支架侧孔面积	$4\sim7\text{mm}^2$
药物	西罗莫司
药物体内释放时间	30 天完全释放
涂层	PLGA 可降解涂层,30 天完全降解
推荐导引导管	5F
命名压	8atm
额定爆破压	16~18atm(依据型号)
现有的直径	2.5~4.0mm
现有的长度	10、15、20、25、30、35mm

支架特点(图 59-1~ 图 59-3)

1. 专利的涂层技术(eG™即 electro-grafting,电子接枝技术,是在金属支架与高分子涂层间建立化学键连接)是 BuMA™有效性和完全内皮化的基础。eG™涂层技术解决常规支架经过压握或扩张后的涂层破裂问题,保证药物稳定释放,并减少因涂层龟裂造成的内皮化延迟。

2. 完全可降解的载药层,有效降低再狭窄率。体内30天完全可降解的 PLGA 载药层,保证西罗莫司适时释放,有效抑制平滑肌细胞增殖,降低再狭窄率。

3. 纳米级涂层支架利于内皮化。药物完全释放后,200nm 的基础涂层,能抑制重金属离子释放,减少炎症反应,利于内皮化。

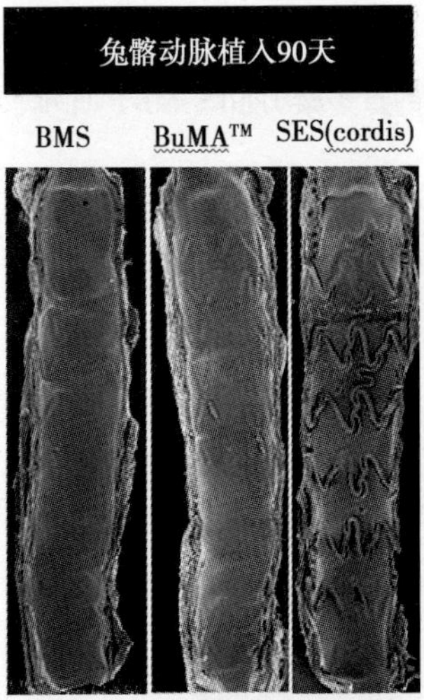

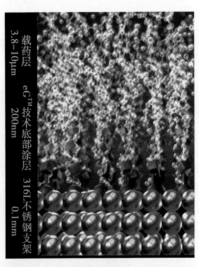

图 59-1　支架植入 90 天后,BuMA™ 与 BMS 血管内皮覆盖率 >95%,SES(Cordis)则有 80% 支架钢筋未完全覆盖

图 59-2　eG™ 涂层技术,在金属支架与高分子涂层间建立化学键连接(在纳米级别控制涂层厚度,保证了支架各壁表面上涂层的均匀性和完整性)

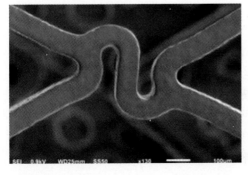

图 59-3　在 130 倍电子显微镜下观察,BuMA 支架扩张后涂层仍然光滑完整

第六十章
AVI 药物支架（三氧化二砷药物涂层支架）

北京美中双和医疗器械有限公司,中国

AVI 药物支架(三氧化二砷药物涂层支架)如图 60-1 所示。

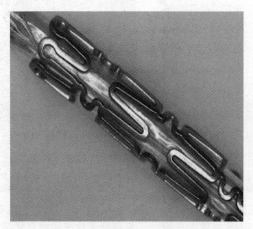

图 60-1 可降解共聚物涂层,原创药物(三氧化二砷),
独特裸支架平台

支架特点

1. 裸支架 材质为 316LVM 不锈钢,支架沿轴向呈一个环带接一个环带,每个环带由支架筋条以波纹状围成圆管形,既伸缩方便,又能提供稳定的支撑;每个环带之间有三处用"Ω"形筋条相连形成 W 状,提高轴向柔性及尺寸补偿;端部采用较大圆形结构,减少对血管壁的伤损。

2. 涂层材料 为丙交酯和天冬氨酸衍生物的共聚物。具有公认优良的生物相容性,降解产物无毒,无害,完全可被人体吸收,3个月可完全降解为水、二氧化碳和氨基酸。

3. 内皮化速度快　内皮化速度与裸支架相似,1个月完成(图 60-2)。

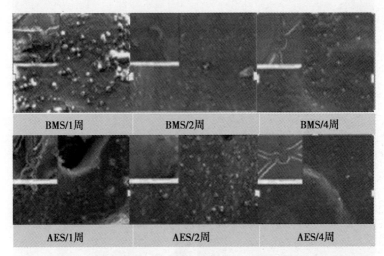

BMS/1周　　　　　BMS/2周　　　　　BMS/4周

AES/1周　　　　　AES/2周　　　　　AES/4周

图 60-2　三氧化二砷药物涂层支架（AES）和裸支架（BMS）内
皮化速度相似

4. 降解性能优越　3个月完全降解,三氧化二砷药物涂层支架(AES)涂层材料体内降解3个月内完成,可避免局部过强的炎症刺激(图 60-3、图 60-4)。

5. 药物　三氧化二砷,其作用机制:三氧化二砷是一种细胞周期抑制剂,作用于 G1 期转折点之前,抑制相关基因蛋白的表达变化,使细胞回复至健康的静息状态 G0 期,从而抑制细胞增殖,减少再狭窄(图 60-5~图 60-7)。三氧化二砷不杀伤内皮细胞,允许管壁上皮细胞正常内皮化,从而减少支架内血栓的发生。

6. 球囊扩张导管　其属于一次性使用血管内球囊扩张导管,支架携带药物有独特的药物释放曲线(图 60-8)。

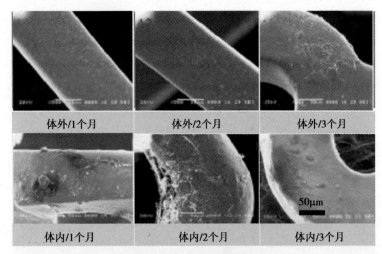

图 60-3　涂层材料降解过程

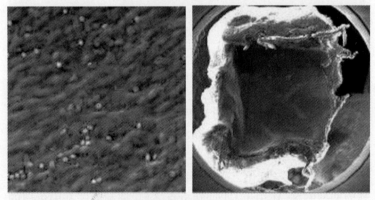

图 60-4　3个月涂层材料降解完全，支架表面内皮化情况良好

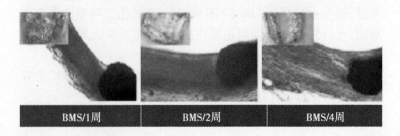

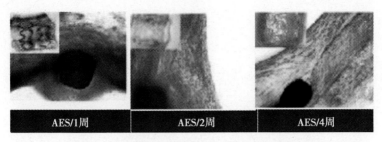

图 60-5　动物水平抑制再狭窄、保持内皮修复功能

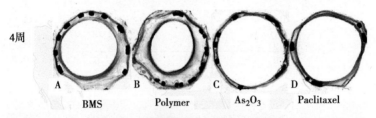

图 60-6　乙酰胆碱诱导血管舒张功能

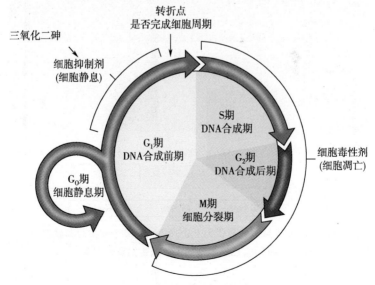

图 60-7　三氧化二砷作用机制

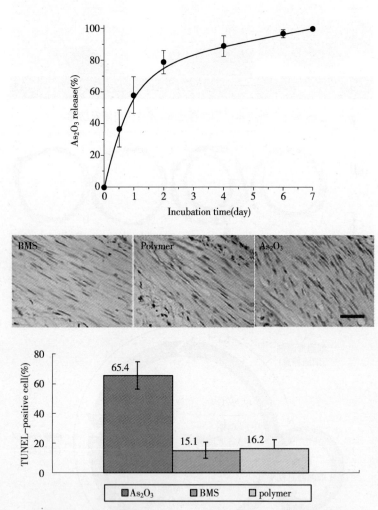

图 60-8 本支架载药量仅为 2.95μg/mm², 单个支架载药量仅为 38~97μg, 已达到预防内膜增生的有效剂量

动物实验结果

支架段血管(猪冠状动脉)植入3个月的组织定量分析

支架类型	管腔面积 （mm²）	支架面积 （mm²）	内膜面积 （mm²）	内膜厚度 （mm）
裸支架	3.7 ± 0.4	5.5 ± 0.4	1.8 ± 0.4	0.24 ± 0.02
聚合物涂层支架	3.6 ± 0.4	5.5 ± 0.3	1.9 ± 0.2	0.26 ± 0.04
三氧化二砷支架	5.0 ± 0.3	6.2 ± 0.5	1.2 ± 0.3	0.15 ± 0.03

内膜厚度:药物支架组较裸支架组减少38.4%,较聚合物涂层组减少43.4%(图60-9)。

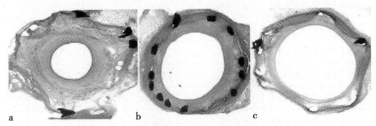

图60-9 抑制再狭窄、保持内皮修复功能对比

a. 裸支架;b. 聚合物涂层支架;c. 三氧化二砷支架

临床研究结果

术后9个月冠状动脉造影发现:

	支架内	阶段内
晚期管腔丢失	（0.29 ± 0.36）mm	（0.20 ± 0.22）mm
再狭窄率	3.92%	2.94%

产品规格型号表

产品规格	球囊直径（mm）	球囊长度（mm）	支架长度（mm）
Avi I DC-P-2.5 × 13	2.5 ± 5%	15 ± 1	13 ± 5%
Avi I DC-P-2.5 × 17	2.5 ± 5%	20 ± 1	17 ± 5%

续表

产品规格	球囊直径(mm)	球囊长度(mm)	支架长度(mm)
Avi I DC-P-2.5×22	2.5 ± 5%	25 ± 1	22 ± 5%
Avi I DC-P-2.5×27	2.5 ± 5%	30 ± 1	27 ± 5%
Avi I DC-P-2.5×33	2.5 ± 5%	35 ± 1	33 ± 5%
Avi I DC-P-3.0×13	3.0 ± 5%	15 ± 1	13 ± 5%
Avi I DC-P-3.0×17	3.0 ± 5%	20 ± 1	17 ± 5%
Avi I DC-P-3.0×22	3.0 ± 5%	25 ± 1	22 ± 5%
Avi I DC-P-3.0×27	3.0 ± 5%	30 ± 1	27 ± 5%
Avi I DC-P-3.0×33	3.0 ± 5%	35 ± 1	33 ± 5%
Avi I DC-P-3.5×13	3.5 ± 5%	15 ± 1	13 ± 5%
Avi I DC-P-3.5×17	3.5 ± 5%	20 ± 1	17 ± 5%
Avi I DC-P-3.5×22	3.5 ± 5%	25 ± 1	22 ± 5%
Avi I DC-P-3.5×27	3.5 ± 5%	30 ± 1	27 ± 5%
Avi I DC-P-3.5×33	3.5 ± 5%	35 ± 1	33 ± 5%

球囊顺应性表

球囊直径与膨胀压力关系表									
球囊直径(mm)	膨胀压力(atm)								
	2	4	6	8	10	12	14	16	18	20
2.5	2.23	2.39	2.50	2.57	2.63	2.68	2.73	2.78	2.82	2.86
3.0	2.65	2.86	3.00	3.11	3.18	3.24	3.31	3.37	3.44	3.52
3.5	3.10	3.31	3.50	3.65	3.76	3.84	3.90	3.96	4.04	4.14

命名压　爆破压

第六十一章
NOYA 冠状动脉钴铬合金可降解涂层西罗莫司药物洗脱支架系统

万瑞飞鸿(北京)医疗器材有限公司,中国

描述　NOYA 冠状动脉钴铬合金可降解涂层西罗莫司药物洗脱支架系统(以下简称 NOYA 支架)是由万瑞飞鸿(北京)医疗器材有限公司自主研发生产的新一代药物洗脱支架。NOYA支架分为 4 个部分:支架平台、药物、药物载体、输送系统。

技术特点

1. NOYA 支架平台为 L605 钴铬合金,支架壁厚为 0.0032英寸,金属覆盖率为 11%~16%,采用开环结构设计,保证了支架平台在拥有足够支撑力的同时,柔顺性、通过性得到大大提高。

2. NOYA 支架药物采用了在临床上被广泛应用的西罗莫司(Sirolimus),携载药量(140 ± 20)$\mu g/cm^2$。

3. NOYA 支架药物载体为完全可降解的外消旋聚乳酸(PDLLA),PDLLA 在体内经过 120 天最终分解成水和二氧化碳,随人体代谢排出体外,聚合物无残留,在体内留下的是一个金属裸支架。

4. 输送系统为低顺应性快速交换型球囊输送导管,采用更薄的球囊材质,使压握外径控制在 0.86mm 左右,拥有出色的病变通过力。球囊经过强化热处理,使顺应性更低,材质强度更大,确保了扩张安全性。推送手柄的独特的"Powertrans"设计为支架提供更为优秀的推送性。

NOYA 冠状动脉支架及其涂层降解过程见文末彩图 61-1~图 61-3。

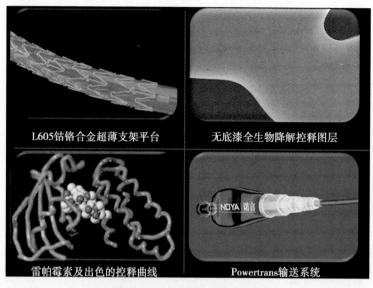

L605钴铬合金超薄支架平台　　无底漆全生物降解控释图层

雷帕霉素及出色的控释曲线　　Powertrans输送系统

图 61-1　NOYA 冠状动脉支架

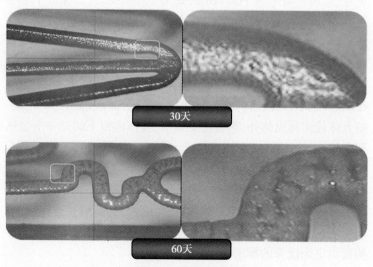

30天

60天

图 61-2　涂层降解过程

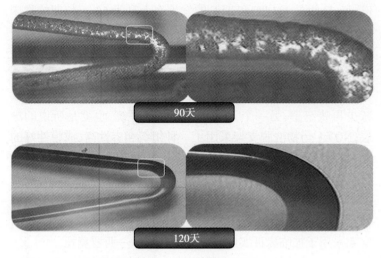

图 61-3　涂层降解过程

临床验证

　　为了验证 NOYA 冠状动脉钴铬合金可降解涂层西罗莫司药物洗脱支架治疗冠状动脉病变的安全性及有效性,在高润霖院士的带领下,以中国医学科学院阜外心血管病医院、北京大学第一医院、首都医科大学附属北京安贞医院、中国人民解放军总医院为代表,在全国 16 家心脏介入中心开展了前瞻性、多中心、随机对照临床研究(NOYA Ⅰ),与 Firebird 2 药物洗脱支架进行对照,共入选 800 例受试者。该试验是非劣效随机对照设计,达到 87.9% 的造影随访率,与欧美研究相同,主要评价指标的非劣效结果成立。

　　2011 年 3 月 17 日,临床试验的主要研究者高润霖院士在 CIT 大会 *Late-breaking Trial* 上发表了 NOYA 支架 1 年的临床结果,主要终点 Late Loss:NOYA 组为(0.11±0.14)mm,Firebird2组为(0.14±0.23)mm;两组 MACE 和 TLF 的发生率均为 4.7%。NOYA Ⅰ 试验 2 年的结果显示:NOYA 支架组 MACE 和 TLF 的发生率仍为 4.7%,没有新增加的不良事件,无血栓发生。而

Firebird2 组的 MACE 和 TLF 的发生率上升为 6%。长期的临床随访表明,NOYA 支架的有效性和安全性得到了充分验证。

在国内的药物洗脱支架中,NOYA 药物洗脱支架完全符合新一代药物洗脱支架的定义。首先,它是一种薄壁、钴铬合金金属平台,这种金属平台在金属裸支架时代就已被证明能够有效减少再狭窄率;另一个方面是药物控释系统,也就是所说的涂层,NOYA 药物洗脱支架采用了一种组织相容性高、成膜性好的完全可降解涂层,其涂层使用的是外消旋聚乳酸(PDLLA),这种材料在体内经过 120 天就可以完全降解为二氧化碳和水,减少了永久涂层带来的晚期血管壁的毒性包括炎症、过敏等问题;另外,非常重要的部分是药物本身,新一代的药物洗脱支架 NOYA 支架采用了被临床证实的安全有效药物——西罗莫司。

所以,薄壁钴铬合金金属平台加上完全可降解的、组织相容性好的涂层,再加上被充分证实有效的药物——西罗莫司,构成了 NOYA 药物洗脱支架。作为新一代药物洗脱支架,在现有的证据中被证实,其近期和远期疗效及安全性都是理想的。

NOYA Ⅰ临床试验的结果引起了 CIT 与会专家的高度关注,高润霖院士更是被邀请到 2011 年在法国巴黎召开的欧洲心脏病年会(EuroPCR)上发布 NOYA Ⅰ临床试验结果,NOYA 药物支架的有效性、安全性和 NOYA Ⅰ临床试验的质量受到了国际心脏介入专家的高度评价和肯定。NOYA 成为国内唯一一个未在中国上市便走出国门受到行业认可的药物洗脱支架系统。

第六十二章
PROMUS Element™ Plus（依维莫司洗脱冠状动脉支架系统）

Boston, USA

描述 PROMUS Element Plus 沿用了显影性出众的铂铬合金的材质与支撑性和顺应性超群的支架平台设计其依维莫司洗脱药物与生物相容性卓越的氟化共聚物涂层，赋予了支架置入的安全性和有效性。其材质、支架设计、输送系统及药物和聚合物涂层都有了新的改进（图 62-1）。

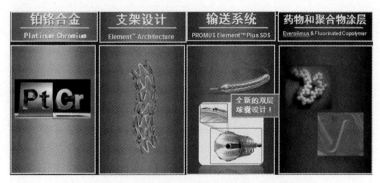

图 62-1 依维莫司洗脱冠状动脉支架系统

支架特点

1. 铂铬合金材质，提供更佳的可视性。

2. 独创的铂铬合金材质，与其他钴合金支架相比，铂铬合金支架的径向支撑强度提高 136%（图 62-2）。

3. 铂铬合金支架高压扩张后的即刻回缩率低于 Xience V™ 和 Xience Prime™。

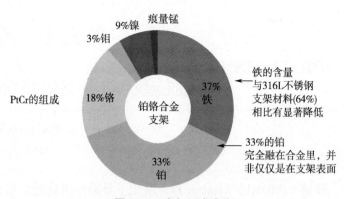

图 62-2　支架组成成分

4. 独特的支架花纹设计，明显降低了支架的弹性回缩率。

5. 与钴合金支架相比，铂铬合金支架的顺应性提高 88%（图 62-3）。

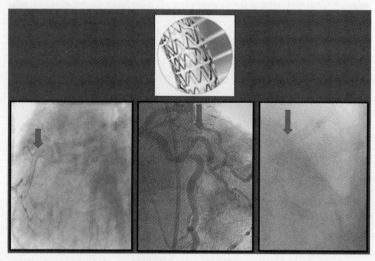

图 62-3　支架释放后

6. 为不同直径的血管而设计的支架平台模板（图 62-4）。

支架直径	支架网眼直径 (inches / mm)	金属覆盖率
2.25 mm	0.025" (0.63 mm)	15.1%
2.50 mm	0.029" (0.73 mm)	14.8%
2.75 mm	0.030" (0.75 mm)	13.5%
3.00 mm	0.036" (0.91 mm)	14.4%
3.50 mm	0.041" (1.04 mm)	12.4%
4.00 mm	0.042" (1.06 mm)	13.4%

图 62-4　为不同直径的血管而设计的支架平台模板

7. 铂铬合金支架 PROMUS Element™ Plus 的输送系统采用的是全新的双层球囊设计和独特的 Bi-Segment™ 双节段轴管设计（图 62-5）。双层球囊 + 双节段球囊轴杆 = 更好的输送性、更低的球囊顺应性。临床经验提示：PROMUS Element™ Plus 支架系统比 PROMUS Element™ 支架系统的输送时间节省 15%。

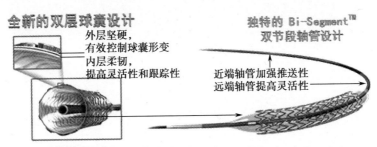

图 62-5　铂铬合金支架 PROMUS Element™ Plus 的输送系统

铂铬合金支架 PROMUS Element™ 与新一代 PROMUS Element™ Plus 的顺应性比较：

PROMUS Element™ 支架系统

Pressure atm - kPa	\	\	Stent I.D. (mm)	\	\	\
	2.25	2.50	2.75	3.00	3.50	4.00
12-1213	2.25	2.52	2.78	3.05	3.55	4.05
13-1317	2.50	2.57	2.83	3.12	3.61	4.12
14-1420	2.34	2.63	2.88	3.19	3.68	4.19
15-1517	2.38	2.67	2.94	3.24	3.74	4.26
16-1620	2.42	2.71	2.99	3.30	3.80	4.32
17-1724	2.46	2.75	3.04	3.34	3.85	4.37
18-1827	2.50	2.79	3.08	3.38	3.90	4.42

NOMINAL   RBP

新一代 PROMUS Element™ Plus 支架系统

Pressure atm - kPa	\	\	Stent I.D. (mm)	\	\	\
	2.25	2.50	2.75	3.00	3.50	4.00
11-1117	2.31	2.59	2.72	2.95	3.51	3.95
12-1213	2.29	2.55	2.78	3.01	3.58	4.02
13-1317	2.34	2.60	2.84	3.06	3.63	4.08
14-1420	2.38	2.65	2.89	3.10	3.68	4.13
15-1517	2.42	2.68	2.93	3.14	3.73	4.17
16-1620	2.45	2.72	2.96	3.17	3.77	4.21
17-1724	2.47	2.75	2.99	3.20	3.81	4.25
18-1827	2.50	2.77	3.03	3.24	3.85	4.30
19-1924	2.52	2.80	3.06	3.28	3.91	4.36
20-2027	2.55	2.83	3.09	3.32	3.97	4.43
21-2130	2.57	2.87	3.13			
22-2227	2.60	2.90	3.17			

ROMUS Element™ Stent and PROMUS Element™ Plus Stent DFU   *Do not exceed rated burst pressure.*

8. 临床研究数据 PLATINUM Workhorse RCT 12 个月主要临床终点:主要终点 TLF 的非劣效性是达标的,12 个月次要临床终点也是达标的。主要终点事件率和次要终点事件率没有统计学差异。然而,PROMUS Element 组在数值上要低于对照组。PLATINUM Workhorse RCT 2 年次要临床终点,PROMUS Element™ 的临床事件发生率低于对照组。PROMUS Element™ 组的 TLF 和缺血驱使的 TLR 显著减少;PLATINUM Workhorse RCT 3 年结果:PLATINUM Clinical Trial,3 年的主要事件发生率更低,明显减少血管拉直效应,大大减少支架不完全覆盖。

第六十三章
生物可降解支架

    1977 年 Andreas Gruntzig 应用经皮球囊血管成形术（PTCA）治疗冠心病的成功,开创了冠心病介入治疗的新纪元。也为冠心病患者带来了新的希望。但很快发现,PTCA 在术中可导致血管撕裂、夹层和急性闭塞等并发症。此外,术后血管弹性回缩、再狭窄和血栓形成等问题限制了其应用。为此,人们便寻求和探索更有效的治疗方法。冠状动脉支架的研发和生产更是日新月异。目前投入临床使用的支架品种繁多,其特点和功能各异。从裸支架、药物洗脱支架、涂层降解支架、无涂层聚合物支架到生物完全降解支架,其功能日臻完善。面对如此繁多的支架,对介入医生来说,尤其是年轻的介入医生,有时很难把握孰优孰劣,难以取舍。

一、金属裸支架

    90 年代初人们研发出金属裸支架（bare metal stent,BMS）克服了单纯球囊扩张的急性并发症和血管弹性回缩等问题。可以说,BMS 的应用,避免了 90% 以上的 PTCA 急性灾难性事件。随后多种结构和型号的支架相继问世,给不同患者的不同病变带来了更多的选择机会。随着临床经验的积累,专家们提出,一个优秀的 BMS 应该具备如下特征:好的通过性、跟踪性、柔顺性、较强的径向支撑力和优秀的生物相容性。随着 BMS 在临床的大量应用,人们逐渐发现植入 BMS 后,部分患者发生急性和亚急性血栓形成及再狭窄。由于这些缺点的存在,影响了 BMS 的临床效果。动物实验和临床研究发现,BMS 植入后再狭窄与血管局部内膜增生、动脉粥样硬化进展、局部损伤过度修复等因素有关。其中内膜过度增生为再狭窄的主要发生机制。研究发现，支架内再狭窄（ISR）的形成包括血栓形成、内膜增生及血管重塑三个重要环节。支架置入使血管内皮细胞的完整性受到破坏，导致内皮下基质暴露，引发血小板的凝聚、黏附继而形成血栓。随着血栓的逐渐机化，内膜增生开始在 ISR 的形成中起主导作用。内膜增生主要是血管平滑肌细胞在多种生长因子和血管活性物质的刺激下，开始由动脉中层向内膜迁移、增殖并同时分泌细胞外基质从而形成新生内膜的过程。在这一过程中，除了血管平滑肌细胞参与外，大量白细胞与内皮下基质的黏附及向新生内膜的浸润也对新生内膜的形成和维持发挥了重要作用。血管重塑主要在 ISR 形成的晚期发挥作用，晚期血管壁中层内大量纤维组织增生，使血管壁硬化，顺应性降低，促进了 ISR 的发生。由于金属支架置入相对血管而言是一"异物"，因而刺激血管壁产生慢性炎症反应、血栓形成及后期 ISR 形成。为了克服这一难题，人们又提出了研发新支架的设想。

二、生物相容性涂层支架

人们通过在 BMS 支架表面涂布抗血栓涂层，目的是减轻人体对支架的反应，如肝素膜、胆碱膜等试图降低再狭窄和急性血栓等并发症。生物相容性支架主要包括两大类，一类是多聚物（polymer）涂层支架，这种多聚物由一种或几种组织细胞成分（有机酸、糖类、酯类等）或其代谢中间产物聚合而成，在一定的时间内具有半透膜的性质，在支架与血管之间起一定的屏障作用。

1. 肝素涂层支架　肝素通过与抗凝血酶Ⅲ（ATⅢ）相互作用、抑制凝血酶及其他凝血因子等机制来抑制凝血过程。肝素在全身用药中存在局限性：肝素涂层支架能够使肝素缓慢释放并保持其生物活性，在支架周围有效、持久、稳定地发挥作用。当时应用较多的是在 Wiktor（金属钽支架）支架上用放射聚合

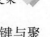

等方法涂以高分子聚乙烯和聚酰胺,然后将肝素以共价键与聚酰胺结合在架表面。最早期在兔子髂动脉及猪冠状动脉粥样硬化病变模型上试验证明可以明显降低急性血栓形成。临床研究发现,这种肝素涂层支架可使再狭窄降到 12%~22%。

2. 磷酰基胆碱(Phosphoryl choline)涂层支架 磷酰基胆碱为生物膜外层的成分,是由亲水性和疏水性基团构成的异分子聚合物,并有水凝胶的性质。涂层支架可减少蛋白黏附、血栓形成和不良组织反应从而在细胞生物相容性方面发挥重大作用。

3. 类钻石支架(碳素层) 是由超薄(100 个纳米厚)的多涂层组成。第一层:黏附层,使大分子与不锈钢金属牢固的粘连在一起;第二层:张力缓解层,这层结构的主要作用是缓解任何机械和膨胀造成金属层与涂层之间的张力以防止涂层出现缺损时涂层与金属之间分离和缺损继续扩大;第三层:类钻石碳素层,其主要作用是在金属表面形成一层屏障,防止重金属离子向生物相融性抗血栓层渗透;第四层:生物相融性抗血栓层。

三、生物可降解支架

其实在支架研发之初,人们就想到了生物可降解支架,所以生物可降解支架的历史可追溯至 20 年代 80 年代末。1988 年,Stack 等人就尝试应用生物可降解支架。此后有许多研究者尝试探索高分子聚合材料、金属等材料可降解支架。虽然研究证实可降解高分子聚合物组织亲和性良好、可塑性好,但是由于支架结构设计和材料性能的不足,这些尝试都未能走上临床应用。近年来,随着药物洗脱支架在临床上的应用,相关不良事件也越来越多,研究者又重新将目光投向了生物完全可降解支架。与传统支架相比,生物完全可降解支架有如下特点:①组织相容性好,降低了远期的血栓风险,缩短了必须口服抗凝药物的时间。②可塑性良好,适应各类血管。③中短期机械性能良好,远期可完全降解;血管结构的支撑只是暂时的需要使血管恢复至更加天然的状态,恢复血管的运动功能;消除慢性血管刺激及炎症的来源。④对未来可能的血管治疗选择没有任何限制。⑤缩短DAPT的治疗时间。⑥允许进行无创影像学检查(CCTA)。支架具备载药条件,改善患者长期的临床结果。

目前研究较多的完全可降解支架有两种:完全可降解金属支架和完全可降解高分子多聚合物支架。生物可降解支架是冠脉介入技术的第四次革命,完全降解支架一方面减少异物刺激,从而减少血栓形成,另一方面,由于支架完全降解,可恢复血管弹性和舒张功能,此外还不影响将来CABG术。其支架平台在发挥完支撑作用后也会完全降解。PROGRESS-AMS研究发现支架在置入4个月降解,随访期间无支架内血栓形成,但1年靶血管血运重建率高达45%。血管内超声观察证实,可降解镁合金支架降解速度过快、血管支撑时间不足以致早期回缩可能是再狭窄率高的原因。

1. 镁合金生物完全降解支架　目前,生物可降解镁合金支架研究较多。镁在人体内含量较多,并且具有良好机械性能和较好的组织相容性,被认为是可降解支架的首选金属材料。早期研究中,研究人员将镁合金支架(含2%铝和1%稀有金属)植入猪冠状动脉内,发现支架支撑性能良好,3个月即有明显降解,未见血栓形成。另有Sternberg等在研究中发现,镁离子可改善内皮细胞活性,增强内皮细胞增殖能力,抑制平滑肌细胞增殖,提示可减少支架内再狭窄的发生。但是,由于镁合金支架降解速度快,导致支架的支撑性能迅速下降,镁合金支架未能真正走上临床应用。最新研究利用可降解高分子(左旋聚乳酸等)表面涂层来延缓镁支架降解,动物体内实验表明,其疗效及安全性与单纯镁合金支架相当,而降解时间明显延长。有了涂层的研发,支架的载药功能变成了可能。Li等将可降解西罗莫司洗脱镁支架植入兔子腹主动脉,120天时发现完全降解,较未载药支架内膜增生明显减少,管腔面积丢失明显改善。

德国Bioteonik公司开发了一种含有7%稀有金属的镁合金支架,该支架结构强度高,机械特性不亚于不锈钢支架。动物实验显示该支架可以快速内皮化,60天内即可完全降解,局部仅有轻微的炎性反应。在多中心非随机对照前瞻性的PROGRESS AMS试验中,Erbel等人选取了63例患者共植入了71枚该支架,随访过程中无心肌梗死、亚急性或迟发血栓形成及死亡病例,4个月IVUS显示仅少许支架残留物,内膜覆盖良好。但是由于支架降解较快,使支架早期的径向支撑强度不足,加上内膜增生,使得该支架的靶病变血运重建率较高(4个月和12个月分别为23.8%、45.0%)。Bioteonik公司根据该实验的结果对支架进行了改进。新支架采用了新的金属合金,改进了支架小梁的设计,提高了径向支撑力,延长了降解时间,并增加了抗增殖药物涂层。目前,改进后支架尚在进一步试验过程中。以上的研究表明镁合金支架具有非常高的临床应用价值,但也面临一些问题,如支架植入时需血管内超声配合;支架降解较快,有效支撑力维持时间较短。

2. 铁合金生物可降解支架　铁支架出现早于镁合金支架。在人体内含有较多的铁元素,所以铁(合金)支架也曾被认为是可降解支架研究的重要方向。2001年Peuster等将可降解纯铁支架植入新西兰大白兔体内,随访6~18个月效果良好,植入部位未观察到炎症现象,没有支架内血栓,无全身毒性,但存在降解时间长的问题。Waksman等采用铁基合金支架置入猪冠状动脉,28天后组织化学分析发现铁基合金支架出现降解,未见阻塞和血栓,血管局部未发生炎症;与植入钴铬合金支架的对照组相比,28天铁基合金支架边缘无过量内皮细胞增殖,管腔丢失无明显统计学差异,但4个月的侵入性检查同样发现支架降解缓慢。研究发现在铁基支架内加入锰,可使其机械性能相当于不锈钢支架,而降解速度相当于单纯铁支架的两倍。Moravej、Nie、Mueller和Drynda等多位研究者证实,铁基合金支架释放的铁离子通过作用于相关基因,可抑制平滑肌和成纤维细胞的增生,影响平滑肌细胞的脂质代谢。这提示铁合金支架能够在基因水平减少血栓和再狭窄风险。

3. 多聚合物生物可降解支架　聚合物支架完全由生物可降解的物质化学聚合而成,主要是聚酯类,包括聚乳酸(PLA)、聚 L 乳酸(PLLA)、聚羟基乙酸(PGLA)、聚羟基乙酸 / 聚乳酸共聚物(PELA)、聚己酸丙酯(PCL)、聚羟基丁酸戊酯(PHBV)、聚正酯(POE)和聚氧化乙烯 / 聚丁烯共聚物(PEO/PBTP)等。与现在临床应用上的惰性金属支架相比,这些生物可降解物质在体内有良好的生物相容性,异物反应和炎性反应轻微,无致热原、无细胞毒性和全身毒性;局部的新生内膜增生程度轻微,较少或不引起支架内血栓;在一定的时间内可保持良好支撑性能,后降解成无毒产物排出体外;支架完全降解后,血管壁能恢复正常的生理功能。因此,临床上开展了多项关于生物可降解多聚合物材料支架的试验。目前研究较多的当属 Igaki-Tamai 支架、REVA 支架,尤其是 Abbott 公司开发的 Absorb™ BVS 支架取得了相当丰富的临床资料。目前正在研发的有以下几种支架。

1) Igaki-Tamai 支架:该支架是第一种被批准应用于临床的可完全降解支架。该支架采用了 PLLA 材料,在人体内可于 18~24 个月内完全吸收。临床试验显示:植入该支架的 15 例患者 30 天随访未发现主要心血管不良事件和支架内血栓事件,6 个月随访有一例患者需再次接受 PCI 治疗。由于该支架不含有抗内膜增殖性药物,因此与金属裸支架同样面临新生内膜的过度增生的问题。但经 IVUS 检查发现:与植入时相比,支架植入 3~6 个月时管腔平均横截面积增加,这可能与该支架和球囊采用了受热自膨胀方式以及支架降解有关。始于 1998 年的一项临床试验中,在 50 例入选患者的 63 处病变处植入了 84 枚该支架。造影随访未发现支架内血栓及支架回缩,10 年的随访观察仅 1 例患者发生心源性死亡,4 例出现心肌梗死。但是,由于支架和球囊的膨胀过程中需要加热,可能会造成血管局部严重损伤以及可能促进血小板黏附甚至支架内血栓形成,该支架最终未能应用于冠脉的介入治疗。

2）REVA 支架（图 63-1）：美国 REVA 公司研发了一种多聚碳酸酯支架，该支架在体内可降解为水、二氧化碳和乙醇。并且在碳酸酯的基础上加入了碘化酪氨酸烷基，所以该支架在 X 线下可见。支架可在 36 个月内完全降解，不含抗内膜增生药物。该支架采用了特殊的滑扣结构，使得支架支撑性能良好，径向强度高，弹性回缩小。在 RESORB 试验中有 27 例患者植入该支架，即刻效果良好，4~6 个月新生内膜增生程度类似于 BMS。但是随访中发现，支架降解一定程度后可导致机械性能严重下降，甚至可发生支架断裂，靶病变血运重建率高达 66.7%。针对第一代产品的问题，该公司的第二代支架 ReZolve 改进了支架梁的编织结构，并添加了西罗莫司药物涂层以改善新生内膜增生。目前进一步的临床试验尚在进行中。

3）Absorb™ BVS 支架：雅培公司开发的依维莫司药物洗脱完全可降解支架 Absorb™ BVS（图 63-1~ 图 63-6，文末彩图 63-7）是目前唯一进入临床试验阶段的药物洗脱完全可降解支架。该支架同 Igaki-Tamai 支架一样采用 PLLA 材料作为骨架，表面覆有消旋多聚乳酸（PDLLA）和依维莫司的混合物。PDLLA 可控制依维莫司释放速度——在 30 天内释放约 80%。该支架具有与药物洗脱金属支架类似的径向强度。2010 年在美国心脏病学会 59 届年会上公布了该支架的 ABSORB 试验第一阶段的临床实验数据，显示该支架植入后 6 个月内、1 年内随访中均未发现有支架内血栓形成及靶血管血运重建；6 个月随访中发现 30 例接受该支架植入的患者中仅有一例心血管不良事件，1 年随访未发现新发心血管不良事件。选用改进后的第二代 BVS 支架进行的第二阶段的 ABSORB 试验在欧洲和澳大利亚的 12 个中心入选了 101 位患者，45 例接受了 6 个月和两年的造影随访，56 例接受了 1 年的造影随访。术后 30 天随访数据显示无主要心血管不良事件，6 个月内仅 1 例需靶血管重建；6 个月造影和 IVUS 检查未发现支架内血栓，晚期管腔丢失和管腔面积减少与药物洗脱金属支架相似，低于第一代 BVS。其中,根据靶病变处血管直径是否小于2.5mm,又分为小血管组和大血管组。小血管组入选了41例患者41处靶病变,大血管组入选了60例患者61处靶病变。2年的造影随访中未发现两组间晚期管腔丢失及再狭窄方面存在统计学差异。在小血管组,IVUS检查显示2年时靶病变处管腔面积较6个月时明显增加 $[(5.71 \pm 0.98)\,mm^2\ vs\ (6.20 \pm 1.27)\,mm^2, P=0.0155]$,提示支架植入处存在血管重构。2年随访时未发现两组间在缺血诱导的主要心血管不良事件(7.3% vs 10.2%,P=0.7335)、心肌梗死(4.9% vs 1.7%,P=0.5662)、缺血诱导的靶病变血运重建率(2.4% vs 8.5%,P=0.3962)等方面存在差异,也未发现全因死亡病例和支架内血栓事件。目前与药物洗脱金属支架相对比的多中心随机对照临床试验ABSORB EXTEND尚在进行。尽管目前的临床试验尚未发现完全降解支架性能是否优于药物洗脱金属支架,但完全可降解支架"可以使血管恢复到更自然的状态,同时扩大了长期诊断和治疗的选择",是"治疗冠心病的下一个合理尝试"。生物完全可降解支架也有潜力成为治疗冠心病的一种新的标准方法。

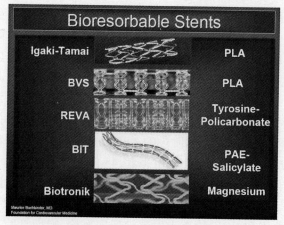

图63-1　不同的生物可降解药物支架结构

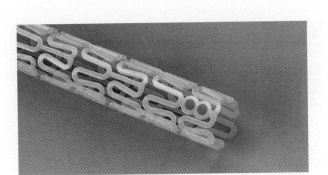

图 63-2 雅培全吸收式生物血管支架外观

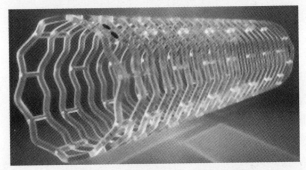

以PLLA为基质的多聚物Novolimus药物洗脱支架

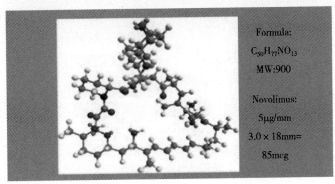

Formula:
C$_{50}$H$_{77}$NO$_{13}$
MW:900

Novolimus:
5μg/mm
3.0 × 18mm=
85mcg

Novolimus,a major metabolite of sirolimus

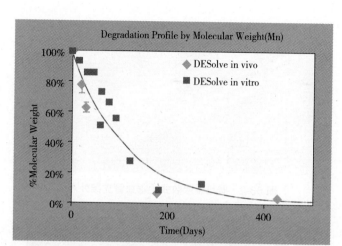

DESolve degrades in about 1 year*

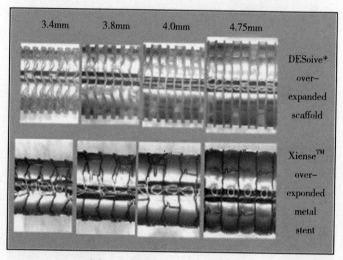

Substantial safety margin against fracture

图 63-3 雅培全吸收式生物血管支架外观、分子结构、
降解曲线和边缘特性

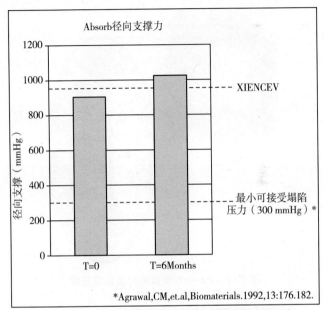

图 63-4 生物降解支架的机械性能特点

BVS CohortB

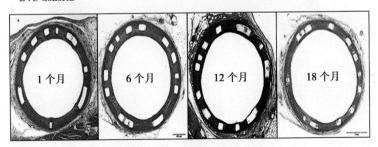

图 63-5 Absorb 支架降解机制

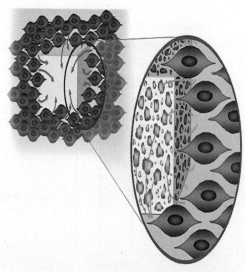

图 63-6　Absorb 支架降解及血管支撑

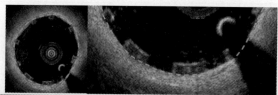

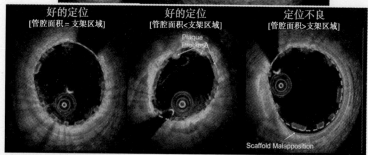

图 63-7　Absorb 血管支撑时间

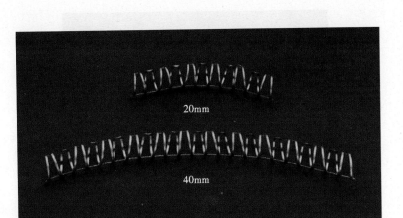

图 2-1　注意扁平金属环及骨架设计。圆形金属环可以保证柔韧性,附着于球囊上的稳定性以及与血管的贴合。图片显示了 20mm 和 40mm 的支架。同时,12mm 的支架也有供应

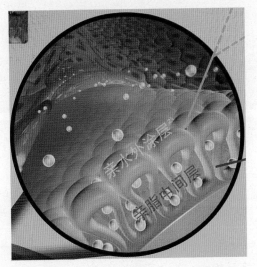

图 47-1　BioLinx 多聚物——Resolute

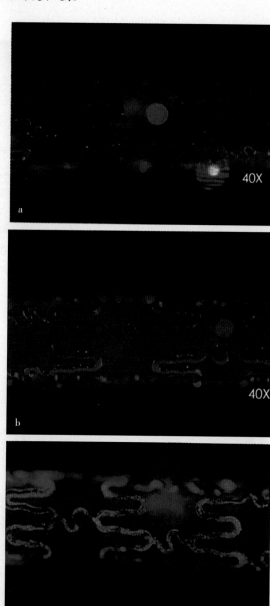

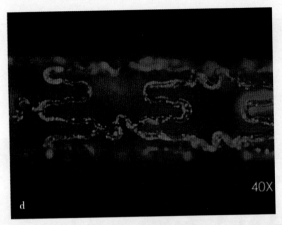

图 50-3　将荧光标记物涂在微孔支架和非微孔支架表面,模拟冠脉环境,连续冲洗 2 周时间,非微孔支架组荧光信号微弱,提示极少药物残留(a、b),微孔支架组依然可以检测到较强的荧光信号,提示微孔控释方式有效(c、d)

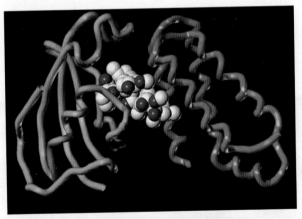

图 55-5　Liberte™ 支架的 5 折球囊技术

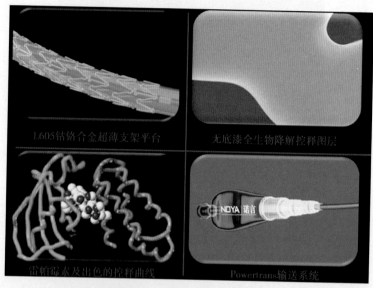

图 61-1　NOYA 冠状动脉支架

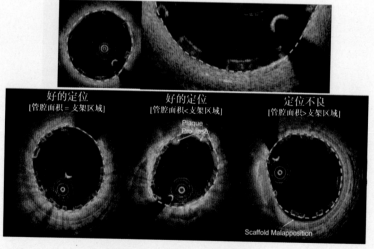

图 63-7　Absorb 血管支撑时间